ÉDITION DU CLUB QUÉBEC LOISIRS INC.
© Avec l'autorisation des Éditions Quebecor
© Éditions Quebecor, 1991
Titre original: Rajeunir par la technique Nadeau
© 1994, Les Éditions Quebecor, Colette Maher
Titre original: Le miracle de la technique Nadeau
Dépôt légal — Bibliothèque nationale du Québec, 1997
ISBN 2-89430-240-1
(publié précédemment sous ISBN 2-89089-807-5)
(publié précédemment sous ISBN 0-89089-967-5)

Imprimé au Canada

Rajeunir

par la

Technique Nadeau

3e ÉDITION
REVUE ET AUGMENTÉE

Méthode de régénérescence

COLETTE
MAHER

CE LIVRE EST DÉDIÉ AUX CARDIAQUES
ET À CEUX ET CELLES QUI ONT LE SOUCI D'AMÉLIORER
LEUR SANTÉ ET DE PROLONGER LEUR JEUNESSE

SINCÈRES REMERCIEMENTS POUR LEUR COLLABORATION

À

Mon époux Antoine Bakhos

Monsieur Henri Nadeau

Docteur Jean-Marie Fournier, M.D.

Docteur Camille Hébert, D.C.

Docteur André-Marie Gonthier, D.C.

Docteur Luc-Roland Albert,
B.A./LCMC/M.D./F.R.C.P.(c)

Monsieur Roger Leduc, sexologue

Madame Raymonde Forget

Monsieur Jean Landerman, professeur

MOT DE L'AUTEURE

Le corps traduit dans son langage l'histoire des années passées. La personne qui n'a pas eu le souci de se maintenir en forme est vouée à la dégénérescence et à la maladie.

Lorsque nos organes sont en mauvaise condition, ils se fatiguent, s'encrassent et se détériorent. Il faut cesser de croire que l'organisme est une sorte de machine dont on peut, à volonté, remplacer la pièce déficiente ou usée.

Nous oublions cependant que le meilleur des réparateurs se trouve en nous et que le corps se régénère si nous lui en laissons la chance. Lorsque, par un exercice approprié, les tissus sont mieux nourris, ils sont moins exposés à l'usure car ils sont moins vulnérables. La maladie, qui s'attaque généralement aux points de moindre résistance, ne trouve plus de terrain propice où s'installer.

Votre meilleure garantie de santé consiste à entretenir le bon fonctionnement de votre organisme.

Il faut aider le corps à remplir son rôle de guérisseur. Il est du ressort de chaque personne d'apprendre, par une discipline personnelle, à devenir l'artisan de sa santé.

Vous aimeriez savoir ce qu'il faut faire? Comment améliorer votre qualité de vie? Vous trouverez la réponse à ces questions, et à bien d'autres, dans ce livre que je vous propose. D'ailleurs, je l'ai conçu et rédigé en songeant à votre bien-être physique. Puissiez-vous le lire dans le même esprit... et en profiter!

Colette Maher

Colette Maher
Initiatrice de la TECHNIQUE NADEAU

PRÉFACE

Être en excellente forme physique, c'est important! Certains ne craindront pas d'affirmer que garder son corps en forme permet de vivre mieux et plus longtemps. Mais à regarder autour de moi, dans la rue, les magasins, les écoles et les parcs, je constate chaque jour que l'homme moderne n'a pas encore compris, ou bien qu'il fait la sourde oreille! Il existe une épidémie qui a pour nom l'«inactivité physique». Elle est omniprésente dans toutes les couches sociales, et se retrouve tant chez les personnes âgées que chez les jeunes.

Que faire pour enrayer ce fléau? À grands coups de campagnes publicitaires, on nous exhorte à bouger, à faire quelque chose, et ce, régulièrement. En analysant les critères d'une activité physique, bénéfique pour la santé d'un individu, on arrive généralement à la conclusion suivante : «Elle doit être d'intensité modérée... se poursuivre durant un minimum de 12 minutes consécutives... et se répéter au moins trois fois par semaine.»

Nombreux sont ceux et celles qui connaissent ce principe. Mais si on consulte les statistiques officielles, on se rend compte que seulement une minorité de la population est effectivement engagée, régulièrement, dans une activité de ce genre. Et on évoque de multiples raisons pour justifier sa non-participation à un programme de conditionnement physique. On parle du manque de temps ou d'argent — il est toujours facile de se trouver une excuse — alors qu'on devrait plutôt avouer son manque de volonté. Il est regrettable que peu de gens aient le courage d'entreprendre de façon régulière une activité physique qui leur serait, pourtant, tellement bénéfique.

Étant moi-même un adepte du sport et de l'activité physique et un professionnel de la santé, plusieurs questions me hantaient et me revenaient fréquemment à l'esprit : comment trouver une

13

activité qui combinerait à la fois les principes de l'exercice physique et le respect du corps humain, sans être traumatisante? Quel type d'exercices permettrait d'activer le corps, de le mettre en mouvement de manière harmonieuse, symétrique, globale et de façon douce et progressive, pour atteindre un niveau d'activité continue satisfaisant? Qu'est-ce qui nous permettrait de nous libérer de nos tensions musculaires, de nos blocages articulaires, responsables de toutes nos raideurs, tout en étant simple, facile et applicable à tous et chacun, quel que soit son âge?

Je crois sincèrement que la TECHNIQUE NADEAU constitue un type d'exercices qui rejoint et dépasse même tous les principes et les critères mentionnés plus haut.

Dans l'exercice de ma vie professionnelle, je ne cesse de répéter aux gens de mettre leur corps en mouvement, de bouger, de sortir de leur carapace de sédentaire et ce, pour leur propre survie.

Grâce aux exercices de la Technique Nadeau, les gens ont maintenant un moyen d'y arriver et même, de dépasser les objectifs généralement acceptés. Pas besoin d'un équipement spécialisé. Seule la bonne volonté suffit. En réveillant son corps, en le mettant au travail, on retrouve une aisance et une souplesse dont on avait, hélas, perdu le goût. Notre potentiel de vie peut alors s'exprimer plus facilement, car le corps se défait peu à peu de ses entraves, de ses tensions et de ses ankyloses. Tout cela, la Technique Nadeau vous l'offre.

Ce nouveau concept mis de l'avant par ce «vieux jeune homme» rejoint mes convictions profondes en tant que chiropraticien et physiothérapeute. Ce type d'exercices permet à chaque articulation du corps humain de s'activer en souplesse. De plus, l'impact sur la colonne vertébrale et sur le système nerveux est immense. Par la mobilisation progressive qu'elle entraîne dans tout le corps, la Technique Nadeau permet au système neuro-musculo-squelettique de fonctionner de manière plus efficace et d'améliorer ainsi la santé et le bien-être de quiconque en devient un adepte.

Je recommande fortement les exercices Nadeau à tous ceux et celles qui ont le goût de libérer leur corps, de lui redonner ce à quoi il a droit, soit la liberté dans ses mouvements!

14

Que ce livre soit pour vous un cheminement vers la joie de vivre!

André Marie Gonthier DC

Dr ANDRÉ-MARIE GONTHIER,
Diplômé universitaire en physiothérapie (1977)
Docteur en chiropratique

AVANT-PROPOS

Une vie, une santé

Le Dr Albert est pédiatre, auteur et conférencier recherché dans le domaine de la réussite humaine, du développement du potentiel humain et de la santé naturelle. Il est animateur de «Vivre en santé» à CJRP et au réseau Radio-Mutuel. En plus, il agit comme consultant auprès de nombreuses entreprises. Voici l'appréciation du Dr Albert sur la Technique Nadeau :

«Dans le développement de l'enfant, les premiers mouvements qu'il exécute sont des mouvements similaires à ceux de la Technique Nadeau. Cette technique nous ramène aux sources et nous prédispose à un mouvement équilibré que nous observons dans une marche harmonieuse.

«L'équilibre de la motricité musculo-squelettique régit le sain fonctionnement des viscères et multiplie la capacité des organes sensoriels.

«L'individu peut exécuter la Technique Nadeau d'une façon autonome, car celle-ci s'ajuste à la condition et au rythme de chacun. Elle aide le développement sur les plans organique, physique et intellectuel.»

D^r LUC-ROLAND ALBERT

INTRODUCTION

Le rêve de ne jamais vieillir a toujours été cher au coeur des hommes et des femmes. Au cours des siècles, on n'a pas réussi à découvrir la légendaire fontaine de Jouvence qui redonnerait immédiatement sa jeunesse à quiconque boirait de son eau.

Cependant, certains individus ont accès à une fontaine de Jouvence bien à eux. On rencontre ou on entend parler d'êtres exceptionnels qui ont conservé une énergie débordante tout au long de leur existence. Leur grand secret est souvent l'exercice physique. Quand le corps est soumis à un entraînement, la circulation sanguine s'améliore et les tissus sont mieux nourris. Nous ne pouvons rien imaginer de plus important pour notre santé qu'une bonne circulation du sang. Elle apporte à chacune, des cellules, à tout instant, des éléments de remplacement nécessaires à leur survie.

Notre sang, nous le savons, se purifie à chaque respiration. Nous respirons au-delà de mille fois par heure! L'exercice physique intensifie l'apport d'oxygène aux poumons et accélère ainsi le processus de régénérescence. Qu'est-ce que ceci représente, sinon un rajeunissement?

Si nous voulons profiter longtemps de notre jeunesse, il faut oublier notre âge et penser à la vie, non au vieillissement. Nous restons jeunes en ce sens que notre corps physique se renouvelle continuellement. À chaque instant, des cellules naissent et existent pour la toute première fois.

Par une activité physique bien dosée et pratiquée régulièrement, les cellules atteignent leur plein potentiel de vie et ne meurent pas prématurément. On peut donc affirmer qu'un exercice physique équilibré, comme la TECHNIQUE NADEAU, permet véritablement de RAJEUNIR!

N'est-ce pas passionnant?

CHAPITRE I

Histoire d'une guérison

La vie nous conduit là où elle veut. À notre insu, elle nous trace un chemin. Nous avons parfois l'impression que c'est par hasard que nous rencontrons un inconnu sur notre route; il n'en est rien. À quelque endroit qu'on se trouve, on a un rôle à jouer. Ainsi, la venue d'Henri Nadeau à mon centre de yoga fut une révélation pour moi et pour mes élèves.

Qui est ce Monsieur Nadeau? Un Québécois originaire de la Beauce, confronté, dès son jeune âge, aux dures réalités de la vie. La mort de sa mère, emportée par la tuberculose à l'âge de 24 ans, l'obligea à vivre à l'orphelinat. Dans ce milieu austère où il a séjourné durant sept ans, le menu quotidien était composé de pommes de terre, de sauce blanche, de gruau et, pour dessert, d'une cuillerée à thé de mélasse. En fait, une alimentation incomplète pour un garçon en pleine croissance. Ces années de pensionnat furent ardues pour le jeune Nadeau, mais elles lui permirent de se forger une volonté de fer.

Monsieur Nadeau garde un bon souvenir de son enfance : il n'était pas plus choyé que les autres, mais pas plus malheureux non plus. Plus tard, il étudia l'agronomie. Le travail dans ce domaine étant rare durant la crise économique de 1929, il est venu à Montréal où il a travaillé comme machiniste pendant seize ans à la Canadian Marconi, avant de devenir propriétaire d'une usine de produits chimiques. C'est là que ses problèmes de santé débutèrent. Était-ce le stress? Effectivement, Monsieur Nadeau «brûlait la chandelle par les deux bouts». Un matin d'avril, se rendant à son travail, il commença à étouffer, à chercher de l'air... Les suites furent désastreuses : ambulance, hôpital, thrombose, infarctus, demi-paralysie du bras gauche, trous de mémoire, voix éteinte et démarche hésitante. Il est demeuré douze jours aux soins intensifs. De retour à la maison, tout lui était interdit : défense de monter les escaliers, défense de manger ceci et cela, défense de fumer. Un vrai «petit vieux» avant même la soixantaine! De plus, il devait absorber 21 pilules par jour, soit au-delà de 600 pilules par mois (calmants, vasodilatateurs, etc.), en plus des «nitros» qu'il tenait à portée de main en tout temps. On conseilla à Monsieur Nadeau une intervention chirurgicale, mais il refusa. Il lui restait deux possibilités : vivre dans l'inaction et la crainte, les pieds continuellement dans ses pantoufles, ou réagir. Il a opté pour cette dernière solution. Parcourons ensemble l'itinéraire de la résurrection d'Henri Nadeau.

Quelques mois après sa crise cardiaque, Monsieur Nadeau se rendait lentement à la bibliothèque de son quartier pour y dévorer tous les bouquins traitant de troubles cardiaques. Aucun ne semblait répondre à ses attentes. Il se mit alors à étudier la biologie : la cellule humaine et les principes fondamentaux de la vie. Il en conclut que l'exercice et l'oxygénation lui redonneraient des cellules saines et le maintiendraient jeune et en santé. Il rêve alors de trouver un système d'exercices miracles qui l'aiderait à obtenir le changement souhaité. En grand intuitif qu'il était, un jour la réponse lui fut offerte. Ce fut le début d'une seconde naissance : il commença à vivre à 60 ans.

Que serait-il devenu si, pendant les dix années qui suivirent sa maladie, il s'était avoué vaincu… s'il avait continué à prendre quotidiennement ses 21 pilules (ce qui totalise au-delà de 75 000 pilules en 10 ans)… s'il avait attendu patiemment, sans réagir, la suite des événements?

Inapte à conduire, il s'était départi de son automobile et ne s'intéressait plus à la vie. Cependant, à l'intérieur de lui-même, une flamme refusait de s'éteindre. Elle s'est mise un jour à grandir et à l'envahir comme un souffle de vie nouvelle. Dès cet instant, il sut que tout devenait possible pour lui. Après être descendu au plus bas de l'échelle de la santé, il en a gravi les plus hauts échelons. Mais quelle patience, quel courage et quelle confiance inébranlables il lui a fallu!

À partir de ce moment, Monsieur Nadeau ne connut qu'une seule philosophie : un bon moral à 80 % et 20 % d'exercices. Il ne faut pas se leurrer, il dut faire des efforts. On n'a rien pour rien, et la récompense est d'autant plus grande qu'on l'a méritée.

Être le premier à tracer un chemin comporte un risque d'erreurs, mais poursuivre sa route et découvrir des horizons nouveaux recèlent une joie indescriptible. Le premier jour de son entraînement, Monsieur Nadeau tenta une minute d'exercices. Il crut en mourir, c'était trop exigeant pour son coeur. Il n'a pas abandonné pour autant. Le lendemain, il fit 15 secondes d'exercices et, chaque jour, il répéta fidèlement les mêmes gestes; il parvint graduellement à accomplir 20 minutes d'exercices intensifs. Cela exigea neuf mois d'entraînement. Ce fut un véritable accouchement, une nouvelle naissance. Dix ans plus tard, je fis la connaissance de ce nouvel homme.

Vous qui lisez ces lignes, vous qui avez peur de vieillir, vous qui n'avez plus la santé, vous qui avez délaissé tout effort pour la recouvrer, vous qui vous empiffrez de médicaments, vous qui passez de longues heures à déprimer ou à regarder la télévision, vous qui subissez le stress de la vie et qui ne pouvez pas vous délivrer de son engrenage, quel avenir vous préparez-vous? Avez-vous réfléchi sérieusement? Un ancien proverbe dit : «Celui dont la pensée ne va pas loin verra les ennuis de près.» Il est inutile de se culpabiliser des erreurs passées, mais il n'est jamais trop tard pour s'améliorer et se prendre en main.

Monsieur Nadeau est passé de l'étape de victime des circonstances à celle de créateur des circonstances. Vous pouvez faire de même et vous remettre en forme. Plusieurs de ses amis ont mis en pratique sa technique et ont obtenu des améliorations très marquées de leur état de santé.

Par exemple, l'un d'eux était couvert d'eczéma suintant, il souffrait d'emphysème pulmonaire et il devait évacuer par un sac attaché au côlon (colostomie) à la suite d'une lésion grave de son intestin. Son état était lamentable. Après un an de pratique, on lui enleva son sac. Trois ans plus tard, son eczéma avait disparu et il se faisait dorer au soleil en maillot de bain. Sa respiration s'était améliorée au point où il pouvait se mêler aux foules du centre-ville. Un autre ami de Monsieur Nadeau, un judoka de 68 ans, ceinture noire, avait subi deux infarctus. Au deuxième, on le déclara cliniquement mort pendant 29 secondes. Il a pratiqué les exercices pendant quatre ans et a retrouvé une forme splendide.

Des témoignages aussi spectaculaires semblent incroyables, mais ils nous permettent de constater que le potentiel de récupération de l'organisme est presque illimité.

Mais comment reconnaît-on un individu en bonne santé physique? C'est d'abord quelqu'un qui possède un bon coeur, de bons poumons et de bons vaisseaux sanguins. Quelqu'un qui ne s'essouffle pas au moindre effort et qui possède un bon degré d'endurance et d'immunité. Il faut aussi être doté d'un excellent système nerveux et voir tous les organes de son corps fonctionner à leur plein rendement sans l'usage de médicaments. Le corps est un merveilleux véhicule, mais nombre de gens prennent davantage soin de leur automobile que de leur corps. Rien n'est trop beau lorsqu'ils achètent une nouvelle voiture; malgré le stress de devoir «faire face aux paiements». Mais pendant ce temps, «l'autre véhicule», le vrai, l'unique, s'use prématurément. Il est plus facile de changer un moteur que de remplacer un coeur. À chacun de choisir lequel est le plus précieux. Mais attention! Le coeur n'est pas aussi fragile qu'on le pense.

Existe-t-il des faux malades du coeur? Voici ce qu'en dit le docteur Aldo Saponaro : «Si les véritables malades cardiaques sont aujourd'hui très nombreux, les faux malades du coeur, eux, sont légion. Parmi les anxieux qui craignent d'être la proie de mille maladies, la majorité est constituée de gens qui, bien qu'ayant un coeur absolument normal, sont tourmentés par la peur injustifiée de le voir frappé d'une anomalie. Le symptôme qui inquiète le plus fréquemment est la palpitation, qui est la perception de ses propres battements de coeur. Les pulsations, tantôt bien rythmées, tantôt rapides ou lentes, tantôt irrégulières, sont éprouvées comme des chocs tumultueux dans le thorax et associées à un sentiment d'ennui, de malaise ou d'angoisse. Une sensation douloureuse et violente peut aussi se répandre dans la région du coeur, aux tempes, à la gorge, aux poignets, au cou, à l'épigastre et à l'abdomen : dans ce cas, on parle plus précisément de palpitations artérielles. D'autres symptômes peuvent faire croire aux gens qu'ils sont malades du coeur, mais en réalité, ils ne sont que des sujets appréhensifs, anxieux, instables du point de vue émotif, chez lesquels le système neuro-végétatif bouleverse par son déséquilibre le rythme cardiaque en l'accélérant ou en l'altérant, ainsi que le tonus des artères, en les compressant ou en les dilatant. La peur d'être malade du coeur devient en elle-même une maladie insidieuse. La tâche de distinguer les vraies maladies du coeur des fausses incombe au médecin. Le «faux malade» du coeur, bien que n'étant pas un cardiaque, est cependant un malade des nerfs, un anxieux.»*

Lorsque nous donnons libre cours à nos émotions négatives (peur, inquiétude, jalousie, colère, etc.), une énorme quantité d'énergie est utilisée et n'est plus disponible pour le bon fonctionnement de l'organisme. Infailliblement, le corps en subira les conséquences morbides. Par exemple, la colère fait contracter les vaisseaux. Le sang se congestionne dans les organes, produit un engorgement, s'épaissit et ne peut plus traverser aussi librement les tissus pour aller nourrir les cellules, condition essentielle à une santé parfaite. La colère use le coeur en l'obligeant à travailler plus fort pour faire circuler le sang, tandis que la détente et le calme intérieur permettent la libre circulation du sang.

Il faut être pleinement conscient que 80 % de nos maladies ou malaises sont d'origine psychosomatique (influence réciproque de l'esprit et du corps). Ces maladies sont causées par des facteurs psychiques, c'est-à-dire par des états émotifs négatifs (dépression, tension nerveuse, préoccupations excessives, inquiétudes, frustrations). Ceci porte à croire que si l'on parvenait à contrôler sa pensée et ses émotions, on éviterait 80 % de ses maladies. Comment se fait-il que tant de gens soient malades? Faut-il en conclure que très peu sont vraiment conscients de cette réalité?

Il est juste de constater que la vie moderne nous a coupé de notre vraie nature et nous fait subir un stress quotidien. Il faut donc contourner cette situation pernicieuse et réapprendre à vivre : respirer, dormir, s'alimenter, bouger, apaiser ses émotions, aimer et se relaxer.

Ce livre a pour but de vous faire connaître une technique de régénération NOUVELLE, UNIQUE, d'une valeur INESTIMABLE et de vous faire découvrir la joie de vivre en santé.

---

* *Libérez-vous de vos troubles nerveux*, Dr Aldo Saponaro, Éditions du Jour.

CHAPITRE II

Principes de régénération

«Tu n'est que chair et
tu vivras 120 ans.»
La Genèse

Les données énoncées dans ce chapitre constituent le fondement des recherches de Monsieur Nadeau, durant sa lutte contre sa maladie, lorsqu'il était en quête des exercices qui l'ont finalement ramené à la vie.

L'oxygène, principe de vie

Il est connu que le grand purificateur du sang est l'oxygène. Lorsqu'un sang pauvre en oxygène circule dans nos artères, la vitalité de chacune de nos cellules s'en trouve amoindrie. Un critère important de santé consiste donc en l'oxygénation des tissus profonds, d'où l'importance de pratiquer des exercices impliquant tout le corps. De plus, les mouvements corporels associés à la respiration favorisent la circulation d'énergie dans le corps, appelée bioénergie.

Quand vous respirez profondément après des exercices physiques, vous absorbez une plus grande quantité d'oxygène et éliminez plus de gaz carbonique et autres déchets. Ceci augmente le niveau d'énergie disponible. Vous vous sentez alors plein de vigueur et de dynamisme.

Les deux groupes de cellules

Le corps n'est composé que de deux groupes de cellules:

1. les cellules qui ne se renouvellent pas;

2. les cellules qui se renouvellent.

Explorons donc ces deux groupes.

1. Les cellules qui ne se renouvellent pas

Les cellules qui ne se renouvellent pas sont les cellules nerveuses. Elles ont une vie approximative de 120 ans. Mais s'il arrive un accident de parcours, elles ne se renouvellent pas. Ce sont elles qui composent la «batterie» du corps humain.

À la naissance, la «batterie» a une faible puissance, juste assez pour démarrer. De la naissance à l'âge adulte, vers 18 ans, la «batterie» acquiert sa pleine capacité de charge. Supposons que la machine humaine est construite pour rouler, au maximum, 100 kilomètres à l'heure. On peut la faire rouler pendant 10 à 15 ans, sans inconvénient, sans toutefois dépasser les bornes de sa capacité. Après 35 ans, il faut diminuer la vitesse graduellement, sinon la machine va s'user prématurément.

Vers l'âge de 60 ans, la «batterie», après une recharge (période de repos), aura la même capacité que celle d'une personne de 30 ans, mais s'épuisera plus rapidement. Pour connaître vos limites, et ménager votre «batterie», soyez à l'écoute de votre corps. Quand le corps a atteint sa limite, il vous le dit; ça s'appelle FATIGUE. Plus ont est fatigué, plus on doit prendre du repos, sinon l'épuisement et la maladie s'ensuivront.

2. Les cellules qui se renouvellent

Ce sont les cellules de la peau, les cellules osseuses, sanguines, musculaires, etc. Elles ont le potentiel de se renouveler tout au long de la vie. Sur le nombre incalculable de cellules qui composent le corps, des millions meurent tous les jours et sont remplacées par de jeunes cellules qui refont le même travail.

Certaines cellules ont une durée de vie de 5, 10, 30 et même de 100 jours. On prétend que les cellules de l'estomac ont une vie normale de dix jours. Si vous souffrez d'ulcères d'estomac et que vous en supprimiez la cause, la guérison pourrait s'effectuer très rapidement.

Mais, si la cellule se renouvelle constamment, comment donc expliquer le vieillissement prématuré? Le vieillissement et la maladie sont une conséquence directe de l'encrassement lent et progressif de l'organisme en raison de l'évacuation incomplète des déchets et du manque d'oxygénation des tissus cellulaires.

Prenons comme exemple une cellule qui a une vie normale de 100 jours. Plus elle est intoxiquée, moins elle peut s'oxygéner et plus courte est sa durée de vie. Au lieu d'une durée de vie de 100 jours, elle deviendra inefficace ou mourra de façon prématurée à 90, 75, 50 ou 25 jours. C'est le commencement de la vieillesse et de la maladie!

Si vous renversez la vapeur et que vous preniez la même cellule qui n'a plus que 50 jours de vie, que vous la désintoxiquiez et l'oxygéniez tous les jours par un exercice intensif mais de courte durée (maximum 20 minutes), elle se régénérera en une nouvelle cellule d'une durée de vie normale de 100 jours. C'est ça la seconde jeunesse ou la régénération.

On ne vieillit pas, on se laisse vieillir. Pourtant, 20 minutes par jour d'exercices efficaces que l'on fait volontairement équivalent à la différence entre la santé et la maladie, entre une jeunesse perpétuelle ou une vieillesse prématurée.

«PH de la santé» (potentiel d'hydrogène)

Le pH de l'organisme oscille autour de 7,4. Une diminution du pH (acidose) ou une augmentation de pH (alcalose) met la vie de la cellule en péril. Un des facteurs de l'équilibre du pH est la respiration, qui permet l'entrée de l'oxygène dans l'organisme et l'élimination du gaz carbonique, favorisant ainsi l'intégrité de la cellule.

Attitude face aux exercices

Quelqu'un d'inactif, qui prend conscience de son état malsain, se met parfois en tête de «rattraper le temps perdu». Il prend alors les «bouchées doubles» et aboutit souvent à l'épuisement des réserves énergétiques qu'il lui reste. Attention! Si vous n'êtes pas entraîné à l'exercice, ou si vous avez des problèmes de santé, allez-y doucement. Ne cherchez pas à battre des records. Ce n'est qu'après une année que Monsieur Nadeau a complété le cycle de 1 200 fois les trois mouvements en 20 minutes. Ceux-ci mettent à l'épreuve tous les muscles du corps et les contractions qu'ils imposent aux fibres ne sont jamais violentes. Cependant, lorsque le corps le permet, le mouvement doit être exécuté avec un effort soutenu. La loi de la nature est la loi de l'effort; la loi de la civilisation moderne est celle du moindre effort. Nul doute que l'être humain soit déséquilibré.

Après environ six mois d'entraînement avec les exercices, il se produit habituellement un phénomène particulier dû à la désintoxication. Le corps dégage une odeur désagréable, de l'acné peut apparaître, l'urine peut devenir trouble, etc. Cela dure environ six semaines : il ne faut pas paniquer. C'est la preuve que l'exercice fait son travail. Cette période terminée, les résultats sont étonnants. Après un an, le résultat est remarquable et s'accentue au cours des trois années suivantes pour ensuite se stabiliser.

Test de la mauvaise odeur

Si vous passez plus de 24 heures sans prendre un bain ou une douche, et que votre corps commence à dégager une odeur nauséabonde, c'est l'indice que vous êtes victime d'intoxication. À ce stade, vous aurez intérêt à faire un «nettoyage interne» de votre corps par une brève période de jeûne, suivie d'un régime alimentaire sain et équilibré, et des exercices quotidiens de la Technique Nadeau. En régénérant ainsi vos cellules, elles s'occuperont de vos maladies et de votre odeur corporelle.

Conclusion

La régénération à long terme demande beaucoup de courage et de volonté. Les buts facilement atteints sont moins durables que ceux qu'on obtient par la patience et l'effort. Entraînez-vous **régulièrement 20 minutes par jour**. Cela suffira pour vous garder en forme et en bonne santé. Et le reste de la journée, prenez le temps de vivre!

CHAPITRE III

L'alimentation

Mettez fin dès aujourd'hui à votre suicide alimentaire

N'attendez pas qu'il soit trop tard et que les dommages soient quasi irréparables. Adonnez-vous dès aujourd'hui à la médecine la plus naturelle et la plus ancienne qui soit. Mettez fin à votre suicide alimentaire. Abandonnez vos vieilles habitudes qui vous tuent à petit feu. Voici un résumé des conseils de base que vous devez suivre pour faire vous-même votre petite révolution alimentaire et — pourquoi pas — celle de ceux et celles que vous aimez.

Conseils pratiques pour bien manger et augmenter votre longévité

(Extrait de *100 Recettes pour vivre bien jusqu'à 100 ans* de Colette Maher, Éditions Primeur-Sand)

• Limitez votre consommation d'oeufs. Prenez de 1 à 3 oeufs par semaine (il y a trop de cholestérol dans le jaune).

• Prenez en moyenne deux verres de lait par jour (de préférence le lait 2 % ou écrémé). Excellente source de vitamine D et de calcium.

• Limitez votre consommation de beurre. N'oubliez pas que le lait et les fromages contiennent également du beurre. Prenez de la margarine à faible teneur en calories.

• Salez peu vos aliments. Si vous le faites, utilisez du sel marin.

• Mangez peu de viande : une portion de 3 à 4 onces (de 85 à 115 g) 3 ou 4 fois par semaine constitue un apport suffisant de protéines animales. Consommez exclusivement des viandes et des poissons maigres. Préférez le poulet, la dinde et le veau au boeuf, à l'agneau, au porc ou au jambon. Laissez tomber les charcuteries, les saucisses, les salamis, etc.

• Limitez votre consommation de sucre. Utilisez du miel et, dans vos desserts, incorporez-le seulement après la cuisson.

• Commencez vos repas par des crudités et prenez-en en trompe-la-faim entre les repas. Ayez toujours des légumes prêts à manger (céleri, carottes, etc.) dans votre réfrigérateur.

• Consommez exclusivement des fromages maigres. 30 % de matières grasses tout au plus. Les Camembert (20 %), mozzarella, ricotta, port-salut, fromage cottage, tomme de Savoie contiennent moins de matières grasses mais passablement de protéines.

• Incorporez dans votre alimentation des aliments riches en fibres et des aliments riches en fer. Vous trouverez dans les pages qui suivent des listes d'aliments de ces deux catégories.

• Assaisonnez avec des herbes aromatiques fraîches ou séchées.

• Mangez en grande quantité des légumes crus ou légèrement cuits.

• Mangez des fruits frais. Ils contiennent du sucre naturel et ont souvent des propriétés laxatives.

• Mangez des aliments riches et complets (riz complet, farine non blanchie, pain de blé entier, etc.).

• Évitez les aliments en conserve, à cause des additifs chimiques. Préférez-leur des aliments frais ou congelés.

• Limitez votre consommation d'alcool. Rappelez-vous : «La modération a bien meilleur goût!»

Les aliments à haute teneur en fibres

• Tous les légumes secs, et en particulier les haricots secs, les pois cassés et les pois chiches.

- Céréales de blé entier et autres produits à grains entiers : seigle, son, avoine, sarrasin, farine de maïs, pâtes alimentaires, pizza, crêpes et muffins à base de farine à grains entiers.

- Noix, surtout les amandes, les noix du Brésil, les cacahuètes et les noisettes. (Consommez-les en petite quantité, car elles contiennent beaucoup de matières grasses.)

- Noix de coco (également riche en matières grasses).

- Abricots secs, figues, pruneaux.

- Dattes, raisins.

- Fèves de Lima, fraîches ou congelées.

- Pois verts, frais ou congelés.

- Légumes verts (surtout les épinards, les artichauts, les poireaux, les feuilles de betterave).

- Maïs.

- Pommes de terre cuites au four ou bouillies, avec la pelure.

- Brocoli.

- Carottes.

- Haricots verts.

- Choux de Bruxelles.

- Framboises, mûres, canneberges.

- Bananes.

- Pommes, poires, prunes.

- Fraises.

Les aliments à haute teneur en fer

- Foie.

- Rognons.

- Huîtres.

- Famille des choux, des poivrons, des agrumes et des melons, qui favorisent l'absorption du fer.

- Pois chiches, fèves de Lima, fèves de soya, lentilles.
- Légumes verts.
- Mélasse noire.
- Pruneaux.
- Dattes, figues ou autres fruits secs.
- Germe de blé.

CHAPITRE IV

Exercices préparatoires

> Le corps est une statue qu'il
> faut sculpter tous les jours.

L'exercice physique est indispensable à notre bien-être. Dans notre civilisation moderne, la vie déséquilibrée que nous menons a une influence néfaste sur l'organisme, et même sur notre schéma corporel. La vie trop sédentaire de certaines personnes laisse inactives diverses régions de leur corps; leurs muscles deviennent flasques et atones. Cette sédentarité, combinée à la tension nerveuse, conduit à l'épuisement, ce qui est plus néfaste encore qu'un sous-développement musculaire partiel.

Il s'agit donc de remédier à cette lacune. Quiconque veut jouir d'un organisme bien équilibré et d'une silhouette bien découpée devra s'y consacrer régulièrement. On trouve très normal de prendre le temps de préparer plusieurs «bons» repas tous les jours, pendant toute une vie. Mais il semble astreignant de consacrer chaque jour 20 minutes à l'entraînement physique. Serait-ce dû à notre paresse, à notre manque de conviction ou au fait de ne pas avoir découvert «l'exercice magique»? Qu'en pensez-vous?

Il est évident que vous avez le choix entre diverses disciplines, selon vos goûts et vos aspirations. Mais vous avez l'obligation d'en adopter une, sinon votre corps vous le rappellera. Que ferez-vous alors? Vous commencerez à vous exercer? Très bien, mais vous aurez peut-être des années de retard.

Soyons optimistes. Puisque vous lisez ce livre, il y a fort à parier que vous avez décidé de vous entraîner dès aujourd'hui.

Vous ne le regretterez pas; lorsque vous aurez «goûté» à la Technique Nadeau, vous ne voudrez plus vous en passer. C'est une discipline complète et agréable à pratiquer. Votre corps retrouvera une forme de plus en plus harmonieuse et la plupart de vos maux s'atténueront et tendront à disparaître. Par exemple, souffrez-vous d'un mal de dos? C'est un des malaises les plus répandus et... les moins soulagés par la médecine traditionnelle. Grâce à la Technique Nadeau, les muscles et les ligaments des régions cervicale, dorsale et lombaire deviennent souples et résistants. La colonne et tous les os retrouvent un meilleur alignement, d'où l'élimination de bien des maux de dos. Pensez à votre automobile; lorsqu'elle n'est pas en ordre, elle se détériore. Il en va de même pour le corps. Un mauvais alignement provoque un déséquilibre nuisible à tout l'organisme.

Lorsque vous débutez dans la pratique de la Technique Nadeau, allez-y doucement. Certaines douleurs peuvent se manifester si vous ne progressez pas avec discernement. Il vous faudra plusieurs mois avant d'atteindre la durée maximale de vos exercices quotidiens, soit 20 minutes par jour. Il a fallu un an à Monsieur Nadeau pour y arriver. Tout dépend de l'état de santé de chacun : il est donc impossible de déterminer un moment précis où vous atteindrez le rythme maximal de 1 200 mouvements en 20 minutes.

Voici quelques petits exercices de réchauffement qui ont pour but de «dérouiller» vos articulations et de les préparer au travail soutenu auquel vous aurez à les soumettre.

EXERCICES PRÉPARATOIRES À LA TECHNIQUE NADEAU

1. Cercles avec la tête

La tête s'incline en avant, se penche vers l'épaule droite, se redresse, s'incline vers la gauche et continue son mouvement vers le bas (Fig. 1). Faites 5 rotations vers la droite et 5 vers la gauche. Soyez conscient de votre nuque. Travaillez en douceur.

Fig. 1

Observations

Gardez les épaules détendues. Allez lentement; la vitesse exagérée provoque des étourdissements.

Note : De légers bruits articulaires peuvent se faire entendre. Ils sont sans danger s'ils ne provoquent pas de douleur et sont généralement un indice de rigidité (un peu de sable dans l'engrenage...).

L'importance du cou

La structure osseuse du cou est composée de sept vertèbres pesant approximativement un gramme chacune. Elles s'articulent les unes sur les autres et supportent, à partir de la plus haute appelée atlas, la tête entière (un poids d'environ 4,5 kilos ou 160 onces).

De plus, la tête n'est pas ballante mais elle tombe vers l'avant lorsqu'on se relâche (p. ex. : cogner des clous en somnolant).

Ceci devrait vous convaincre de l'importance de maintenir les muscles du cou en excellent état pour protéger les sept vertèbres et les 40 articulations du cou contre l'arthrite et la dégénérescence.

La moelle épinière commence juste au niveau de la vertèbre atlas et contient tous les nerfs qui relient le cerveau au reste du corps. Elle les distribue par paires contenant des millions de fibres jaillissant entre chacune des vertèbres sous-jacentes. Les premiers plexus, parmi les plus importants, se forment au niveau du cou; ils contrôlent le fonctionnement du coeur, des poumons, de l'estomac, de la thyroïde et une foule d'autres activités.

La circulation destinée au cerveau, aux organes de la tête et à l'épiderme facial passe par le cou et est activée par les exercices de la Technique Nadeau. **Résultat :** moins de fatigue et un meilleur fonctionnement mental, auditif et visuel. **Autre résultat non négligeable :** l'épiderme s'assouplit et s'hydrate davantage, ce qui constitue un remède merveilleux contre les rides.

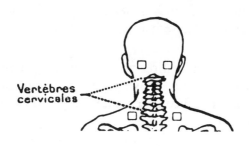

Vertèbres
cervicales

Fig. 2

2. Cercles avec les épaules

Faites glisser vos épaules vers l'arrière. En même temps, rapprochez vos omoplates et observez le thorax qui s'ouvre et se bombe; c'est un mouvement simultané. Descendez ensuite vos épaules vers le bas et vers l'avant, tout en abaissant le thorax. Exécutez 10 cercles. Laissez les bras

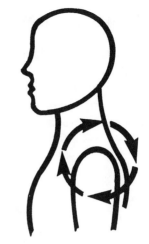

Fig. 3

détendus le long du corps afin de ne pas faire de mouvements saccadés. Ne forcez pas avec les épaules, car celles-ci contrôlent le niveau de tension dans le corps. Décontractez-vous et respirez profondément.

3. L'enfant boudeur

Les bras pendent le long du corps, les genoux restent souples, la tête demeure droite et les talons ne lèvent pas du sol. Exécutez de faibles et rapides rotations du bassin : les bras oscilleront légèrement. Si votre dos accepte bien ce mouvement, accentuez les impulsions du bassin afin que les bras s'enroulent

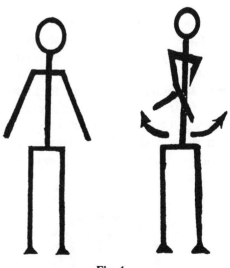

Fig. 4

d'eux-mêmes autour du corps. Faites environ 10 rotations. Vous ressentirez leur effet au niveau de la colonne et du dos.

4. Cercle avec les genoux

Posez les mains en appui sur les genoux légèrement pliés, les pieds écartés de quelques centimètres. Décrivez de petits cercles avec les genoux en les gardant rapprochés, puis de plus grands cercles tout en observant le travail des genoux et des chevilles. Faites 5 rotations vers la droite, puis 5 rotations vers la gauche.

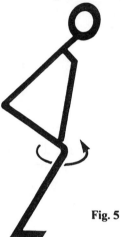

Fig. 5

5. Le chat

Placez-vous à quatre pattes, les genoux légèrement écartés, les mains en ligne droite avec les épaules, de façon à décrire un rectangle symétrique avec votre corps. Les coudes restent droits pendant tout l'exercice. Expirez et arrondissez le dos, comprimez l'abdomen. Baissez la tête, immobilisez-vous quelques secondes. Inspirez en levant la tête, creusez le dos, relâchez le ventre. Répétez votre mouvement 5 fois vers le bas, 5 fois vers le haut à un rythme lent. Vous constaterez que votre colonne est plus mobile et que votre dos s'assouplit.

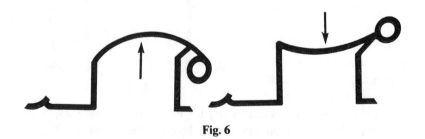

Fig. 6

40

Le chat est un excellent exercice de réchauffement et d'assouplissement. Cependant, certaines personnes peuvent éprouver des difficultés à le faire, en particulier celles qui souffrent du coeur, des poumons ou de la colonne. Dès que vous éprouvez des difficultés dans vos exercices, quels qu'ils soient, diminuez-en l'intensité et demeurez à l'écoute de votre corps.

6. Cercles avec le bassin

Même position que pour l'exercice précédent. Ne bougez ni les mains ni les genoux et essayez de décrire un grand cercle avec le bassin. Commencez la rotation vers la droite; en expirant, continuez le mouvement vers l'arrière, le siège en direction des talons, la tête en ligne droite avec les bras. Inspirez en poursuivant la rotation à gauche, puis revenez vers l'avant. Recommencez l'exercice 5 fois à droite, puis 5 fois à gauche.

Pour ceux et celles qui ont des douleurs ou des problèmes de coordination, diminuez l'intensité du mouvement afin de ne pas forcer inutilement le bas du dos et les genoux.

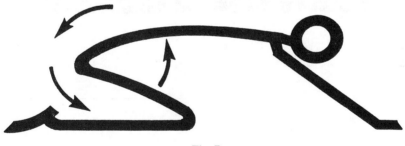

Fig. 7

7. Relaxation

Allongez-vous et relaxez-vous tout en faisant une dizaine de respirations lentes et profondes. Observez la décontraction des muscles du bassin, de la région lombaire et de tout le corps.

À titre de renseignements

Bien que la Technique Nadeau ait été expérimentée par son inventeur pendant une douzaine d'années, sa présentation au public

41

remonte seulement à septembre 1983. Depuis lors, nous avons eu l'occasion de raffiner notre méthode et de l'enseigner.

Le cadre limitatif d'un livre ne permet ni les corrections et les échanges possibles offerts à l'intérieur d'un cours, ni les explications détaillées d'une démonstration visuelle. Pour cette raison, des cours pour débutants et des cours de formation pour professeurs sont donnés au Centre de yoga Colette Maher, à Montréal. La Technique Nadeau s'étend graduellement vers d'autres pays*.

Les professeurs attitrés sont détenteurs d'une carte d'identité et sont les seuls autorisés à offrir l'enseignement de cette technique.

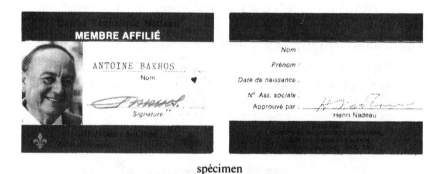

spécimen

Fig. 8

---

* Technique Nadeau est une marque déposée.

CHAPITRE V

La Technique Nadeau

Les exercices de la Technique Nadeau sont à la fois simples et complexes. Ils se font debout et comportent trois mouvements de base, qu'il faut décomposer pour les comprendre. **Lisez ce chapitre en entier**, du début à la fin, avant d'entreprendre votre premier exercice.

Origine des exercices

Comment ces exercices sont-ils nés? Pendant les heures sombres de sa maladie, Monsieur Nadeau regardait la télévision. On sait que les distractions sont limitées pour un cardiaque; on lui recommande le repos complet. L'inactivité engendre souvent l'inquiétude et la dépression, mais Monsieur Nadeau n'était pas homme à se laisser aller. Sur l'écran, il vit apparaître des danseuses du ventre. Sans plus tarder, il les a imitées! Il a dansé pendant environ une minute. C'était trop. Son coeur a failli flancher. Une autre personne aurait vraisemblablement abandonné toute nouvelle tentative. Le lendemain, Henri Nadeau refit sa «danse du ventre» pendant quinze secondes et, cette fois-là, il s'en porta bien.

En Occident, un mouvement ondulatoire des hanches est considéré comme un geste provocateur et lascif, principalement s'il est exécuté par une femme aux formes rondelettes. Mais peut-on imaginer un homme de 60 ans, rachitique, cardiaque, remuant le ventre à la manière des danseuses orientales? Henri Nadeau n'avait pas de complexes; il lui fallait découvrir un système d'exercices pour sa survie et, sans contredit, la rotation du bassin en était la base! Il s'était rendu compte que, lorsque l'on bouge le

43

bassin, on agit sur les organes vitaux contenus dans l'abdomen. Selon plusieurs théories orientales, le ventre est le centre primordial de l'énergie vitale. À quelques centimètres sous le nombril, se situe le hara, ainsi nommé par les Japonais. Ceux-ci estiment qu'en activant l'énergie à cet endroit, on alimente tout l'organisme. Ainsi on devient plus fort, plus résistant, moins fatigué et en meilleure santé. Que dire du plexus solaire, cet enchevêtrement de filets nerveux situé un peu au-dessus de l'ombilic? Il influence les fonctions de la respiration, de l'élimination, de la circulation, du système nerveux, etc. Ce plexus est considéré par les yogis comme le plus grand centre d'accumulation d'énergie du corps. Par exemple, si votre cerveau est surchargé par des préoccupations ou par un travail intellectuel, stimulez l'énergie dans le plexus solaire en faisant des rotations lentes du bassin. Quelques minutes après, vous recommencerez à penser clairement, sans fatigue. Le secret réside dans le rééquilibrage de l'énergie. Les Orientaux affirment que la maladie est principalement due à un déséquilibre de l'énergie dans le corps. Le ventre est le lieu où la vie naît et s'entretient. La tonicité de la sangle abdominale a une influence particulière sur notre état de santé. Mais certains ne s'occupent pas de leur ventre, ils s'empiffrent, s'affalent, laissent leurs muscles se distendre. Les organes s'affaissent et fonctionnent au ralenti. Peu à peu, le corps devient malade et souffre, sans qu'on se rende compte qu'on est à l'origine de ses propres malaises.

Avez-vous une sensation de «boule dans l'estomac»? Un foie paresseux, une digestion lente, un pancréas surmené, des intestins déréglés? Autant de bonnes raisons pour pratiquer la Technique Nadeau. Les gens physiquement actifs éliminent beaucoup mieux les substances toxiques. Leur système circulatoire, leur foie, leurs reins, bref tous leurs organes vitaux sont plus efficaces.

Monsieur Nadeau m'a souvent répété : «Quand je fais mes exercices, il se passe quelque chose en moi : c'est inexplicable, mais un changement s'opère.» Après avoir étudié ses mouvements et l'action intense qu'ils exercent au niveau de la colonne vertébrale et des nerfs, il m'apparaît évident que l'énergie est largement activée, favorisant ainsi la régénération du corps. Agir sur

44

la colonne vertébrale, c'est influencer le fonctionnement de tout l'organisme et les résultats sont souvent spectaculaires.

Toutes les parties du corps sont interdépendantes. Il faut faire bouger l'être tout entier. La Technique Nadeau consiste à étirer et à masser en douceur tous les muscles, les nerfs, les ligaments, les organes et tous les systèmes. Le corps devient plus vivant, plus souple et fonctionne mieux.

Introduction à la Technique Nadeau

Le premier exercice est un mouvement de rotation du bassin dans lequel on se penche vers le côté droit, vers l'avant, vers le côté gauche (Fig. 9), puis on se redresse en décrivant un cercle avec le bassin.

TECHNIQUE NADEAU — Exercice I

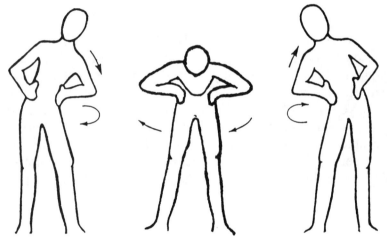

Fig. 9

Le deuxième exercice est plus difficile à décrire. Il s'agit d'exécuter des rotations du bassin sans pencher le corps, et d'exécuter en même temps un mouvement de vague tout le long de la colonne vertébrale (Fig. 10). La tête suit l'ondulation du dos, ce qui provoque un balancement. À un stade plus avancé, ce balancement s'effectue de droite à gauche et de gauche à droite.

45

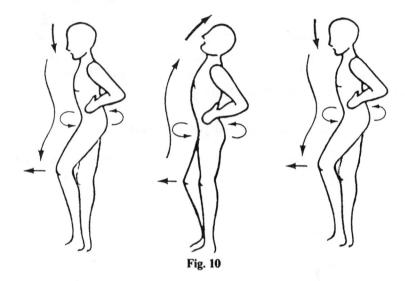

Fig. 10

Dans ce deuxième exercice, la vague du dos, combinée au balancement de la tête, me pousse à faire un rapprochement avec le yoga. Le but ultime de tout yogi est d'éveiller les centres d'énergie logés dans la colonne vertébrale. Sans même connaître la discipline yogique, Monsieur Nadeau en a frôlé le grand secret. En effet, le yoga enseigne qu'il existe en nous une énergie particulière située au bas de la colonne (Kundalini). Lorsque cette énergie s'éveille, elle monte à l'intérieur de la colonne et rejoint son pôle opposé (le cerveau) en traversant les différents plexus (Fig. 11).

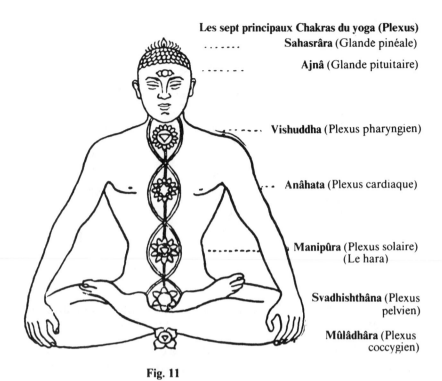

Les sept principaux Chakras du yoga (Plexus)

Sahasrâra (Glande pinéale)

Ajnâ (Glande pituitaire)

Vishuddha (Plexus pharyngien)

Anâhata (Plexus cardiaque)

Manipûra (Plexus solaire)
(Le hara)

Svadhishthâna (Plexus
pelvien)

Mûlâdhâra (Plexus
coccygien)

Fig. 11

*Source — *Sport et Yoga* Éd. FOMA, 1958.

Les traités traditionnels yogiques décrivent les sensations que produit cette ascension comme ressemblant à un fourmillement qui se propage le long de la colonne vertébrale ou à la montée d'une vapeur chaude. Il arrive incidemment qu'une chaleur très intense se manifeste dans la colonne par la pratique intensive de l'exercice de la vague. (Voir le chapitre XI.)

Le troisième exercice est un mouvement de natation qui s'exécute avec les bras. Le regard reste fixé devant soi, les bras «nagent» dans l'espace, les coudes sont ramenés alternativement derrière le dos afin d'imprimer une torsion à la colonne (Fig. 12).

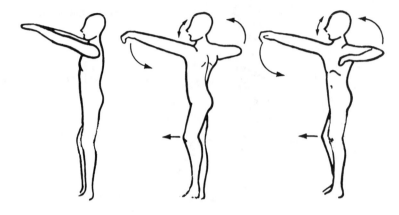

Fig. 12

Du début à la fin, les jambes bougent comme si on marchait, mais sans se déplacer et sans soulever les talons (Fig. 12).

Afin de bien comprendre ce système d'exercices et d'en connaître le temps d'exécution, veuillez vous référer aux explications et photographies qui suivent.

Je reprends donc avec vous les exercices et vous les présente de façon plus détaillée.

Explication de la méthode

Exercice I — La rotation du bassin

Les exercices de la Technique Nadeau s'exécutent debout, les pieds alignés sous la tête des fémurs. Les pieds sont placés parallèlement et légèrement ouverts à l'avant. La plante des pieds et le talon restent constamment en contact avec le sol. Pour trouver la distance idéale des pieds, vous localisez la protubérance antéro-supérieure de l'os iliaque, cette petite bosse osseuse un peu sous la ceinture à l'avant de chaque hanche, et vous alignez chaque pied avec elle tout en gardant la pointe du pied légèrement écartée dans une position naturelle de marche. Si vous souffrez du bas du dos ou si vous avez des problèmes de hanches, rapprochez légèrement vos pieds et gardez-les ainsi tout au long des

48

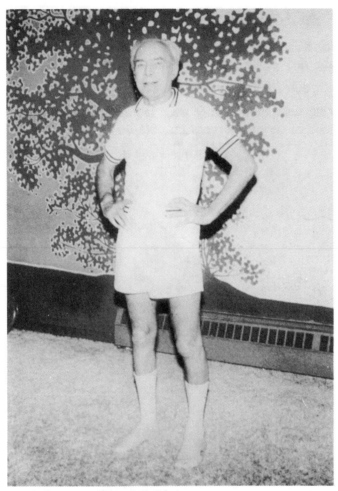

M. Nadeau en position de base.

Fig. 13

exercices. Cela réduira l'amplitude du mouvement de rotation et protégera votre dos.

Le corps doit adopter une posture exempte de tension. Il doit être détendu, plus particulièrement aux épaules et aux bras, tout en évitant l'affaissement du dos et les courbures vers l'avant des épaules et de la tête. Les mains sont en appui sur la taille. La position conforme du corps, et en particulier des pieds, est essentielle à la pratique sans problème de la Technique Nadeau.

Nous procéderons en quatre étapes pour l'apprentissage de l'exercice I.

49

Étape A. Le transfert de poids (Fig. 14)

— Sortir la hanche droite et placer **tout** le poids du corps sur la jambe droite. Le genou gauche est fléchi.

— Les épaules penchent vers la gauche.

— La tête reste bien alignée avec la colonne vertébrale. Elle ne penche ni ne tourne vers un côté ou l'autre.

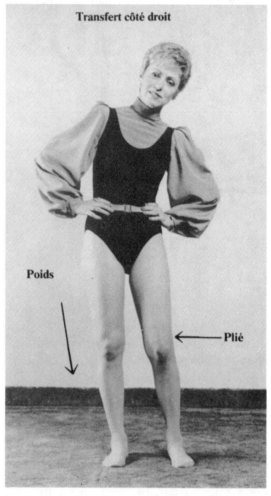

Transfert côté droit

Poids

Plié

Fig. 14

— Le poids de la tête et du thorax entraîne la flexion de la région lombaire. Il faut se rappeler de ne jamais forcer et de demeurer à l'écoute de son corps.

Changer de côté (Fig. 15)

— Sortir la hanche gauche, y placer **tout** le poids du corps.

— Se pencher vers la droite.

— Ne pas mettre de poids sur la jambe fléchie (droite).

— Maintenir la tête bien alignée avec la colonne vertébrale.

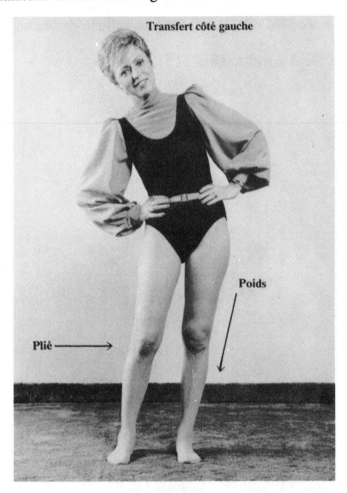

Fig. 15

Exercez-vous à un balancement latéral en sortant alternativement la hanche droite puis la hanche gauche, tel qu'énoncé précédemment. Répétez cet exercice au moins 10 fois de chaque côté afin de vous entraîner au transfert de poids d'une jambe à l'autre.

Notes :

— Se rappeler que le poids du corps ne porte **jamais** sur la jambe fléchie mais qu'il repose sur la jambe demeurée droite.
— Éviter de trop pousser la hanche vers l'extérieur, de forcer ou de brusquer le mouvement.
— Laisser les côtes s'ouvrir légèrement dans la flexion latérale du tronc.
— Maintenir la tête dans la courbe naturelle de la colonne vertébrale. Se DÉCONTRACTER tout au long des exercices.

Étape B. Le salut (Fig. 16)

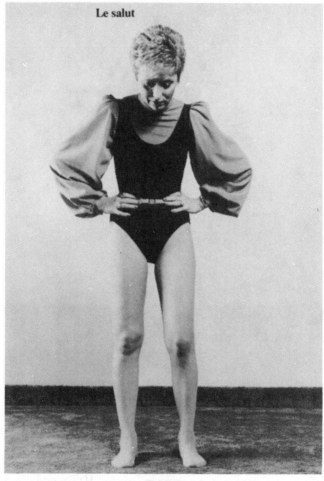

Le salut

Fig. 16

Le salut se fait entre deux flexions latérales. Avant d'incorporer le salut à votre mouvement de rotation, pratiquez-le séparément.

— Le salut se fait à partir de la taille et non dans l'articulation de la hanche.

— Le dos et la tête forment une ligne courbe parfaite.

— La tête ne descend jamais plus bas que le coeur. Elle épouse la courbe naturelle du dos.

— Le thorax s'incline à environ 30°, ce qui provoque un massage bénéfique du plexus solaire et des organes abdominaux.

— Les épaules, la nuque et le dos sont **détendus** et légèrement voûtés pour faire une pression sur le plexus solaire. Les mains sont placées à la taille, les doigts vers l'avant sur l'abdomen et les pouces sur les côtés.

Étape C. Le salut intégré au mouvement de rotation

Afin de faciliter l'apprentissage de cette étape, nous la diviserons en quatre parties.

1. Sortir la hanche droite, placer le poids du corps sur la jambe droite, se pencher à gauche, le genou gauche fléchi. ARRÊT (Fig. 14).

2. Passer au salut complet. La bassin va vers l'arrière, la tête penche vers l'avant, le dos s'arrondit (Fig. 16).

3. Le bassin poursuit sa courbe vers la gauche, le corps est penché vers la droite dans un étirement latéral. En même temps, le poids est transféré sur la jambe gauche (le genou droit est fléchi). ARRÊT (Fig. 15).

   Cette étape est la plus difficile à maîtriser, car le corps a tendance à se tordre et à dévier de sa courbe latérale naturelle.

4. Poursuivre le mouvement de rotation du bassin vers l'avant. En **même temps,** redresser le corps en station debout en exerçant une légère poussée du pubis vers l'avant et transférer immédiatement la hanche à droite pour entamer un nouveau cercle.

Voici les quatre mots clés qu'il serait utile de se répéter pour fin de mémorisation.

1. **CÔTÉ :** hanche droite sortie, corps penché à gauche; ARRÊT;

2. **SALUT :** le corps s'incline depuis la taille à environ 30°;

3. **CÔTÉ :** hanche gauche sortie, corps penché à droite; ARRÊT;

4. **REDRESSEMENT ET TRANSFERT :** ici, le pubis est poussé vers l'avant, ce qui fait contracter les muscles fessiers et renforce considérablement toute la musculature de la région pelvienne.

Note : Pratiquer dans l'autre sens (en partant de la gauche).

Étape D. La phase finale (Fig. 17)

Rotation du bassin intégrée dans un mouvement harmonieux. Finis les temps d'arrêt. Il faut donner au mouvement un effet de rotation **continue**.

— Déhanchement vers la droite en fléchissant les épaules vers la gauche.

— Poursuivre la rotation du bassin vers l'arrière, lentement, saluer.

NOTEZ BIEN : C'est au moment même où la tête est alignée entre les pieds que se fait le transfert de poids d'une jambe à l'autre (Fig. 17).

— Sans s'arrêter, ramener la hanche et le poids du corps à gauche tout en fléchissant le tronc à droite.

— Se redresser et transférer à nouveau à droite.

Faites 5 rotations à droite, puis 5 à gauche, et augmentez progressivement le nombre de chaque côté sans jamais dépasser 30 fois. Ce chiffre indique qu'il faut invariablement changer de côté. Et le cercle continue. Soyez patient et persévérant; il faut s'accorder le temps requis pour rebâtir les muscles, assouplir les ligaments et remettre le corps en forme.

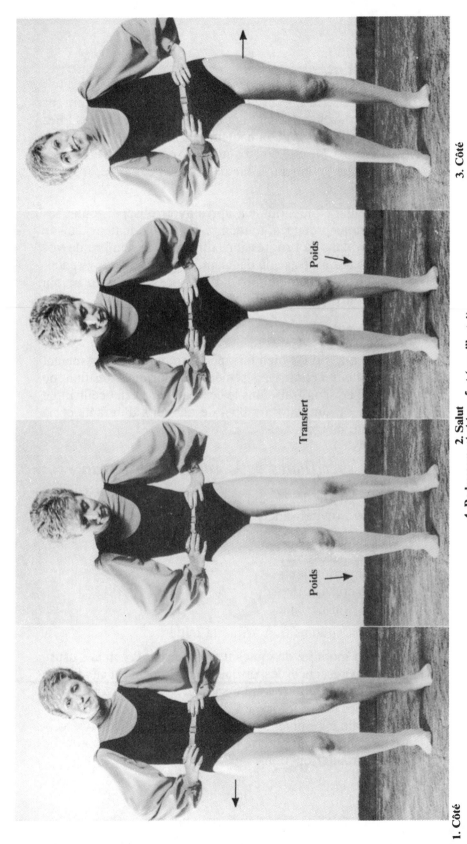

1. Côté

Transfert

Poids

Poids

4. Redressement et transfert (non illustré)

2. Salut

Fig. 17

3. Côté

Recommandations

Durant l'exercice I, évitez de pousser la hanche trop loin sur les côtés. Effectuez le salut dans une courbe naturelle du dos. Pliez le corps **à la taille** et non à la hauteur des aines. Les gens sujets à l'hypertension artérielle ou aux étourdissements doivent éviter de pencher la tête vivement. Tout au long de l'exercice, fixez un point sur le sol.

Si des douleurs apparaissent après avoir observé toutes les recommandations précitées, tout en respectant la lenteur dans le mouvement et dans sa progression, diminuez le nombre de vos exercices, revenez à l'étape du débutant. Si, malgré cela, vos douleurs persistent, cessez toute forme d'exercice. Vous avez besoin de consulter un professionnel de la santé.

L'effet mental

L'exercice I, s'il est bien fait, peut produire un effet mental agréable. Cette réaction, légèrement euphorique, résultat de l'apport accru de sang frais dans le cerveau par l'effet centrifuge de l'exercice, est un peu un rappel de nos jeux d'enfants et ne présente aucun danger.

Effets spécifiques de la rotation du bassin

1. Est un moyen privilégié pour masser les organes abdominaux. A des effets revitalisants sur :

   — un estomac surchargé,
   — un foie paresseux,
   — une digestion lente,
   — un pancréas surmené,
   — un intestin déréglé.

2. Améliore la silhouette et affine la taille.

3. Favorise la mobilité de toutes les vertèbres. Prévient l'usure et la dégénérescence des disques, notamment au niveau de l'espace intervertébrale lombo-sacrée, sorte de pivot entre la partie supérieure et inférieure de votre corps. La dégénérescence discale à ce niveau entraîne une soudure de la 5e vertèbre lombaire avec le sacrum, diminuant ainsi la mobilité de cette importante jonction.

4. Défait les tensions au plexus solaire communément décrites comme «une boule dans l'estomac».

5. Favorise la circulation du sang dans le cerveau et dans tous les organes de la tête.

Exercice II — La vague complète

Ce mouvement comprend trois étapes :

A. La danse du ventre;
B. La vague;
C. La vague complète (vague intégrée à la danse du ventre et au balancement latéral de la tête).

Étape A. La danse du ventre
(petite rotation du bassin) (Fig. 18)

Exécuter une rotation du bassin comme dans l'exercice I, mais **sans pencher** le corps; le torse reste immobile. Seuls les jambes et le bassin bougent. Le changement de poids est essentiellement lié à la flexion alternative des genoux.

Placer les mains de chaque côté des côtes et maintenir immobile le haut du corps pendant la légère rotation du bassin. Cette rotation ressemble beaucoup au mouvement du premier exercice, mais elle est de moindre amplitude.

— Sortir la hanche à droite, placer le poids du corps de ce côté.

— Poursuivre le mouvement du bassin vers l'arrière, mais sans creuser le dos.

— Sortir la hanche à gauche et placer le poids du corps de ce côté.

— Ramener le bassin vers l'avant en poussant doucement le pubis, ce qui fait contracter les fesses. Transférer à nouveau à droite, etc.

Il faut pratiquer l'exercice dans chaque sens et faire un effort particulier pour rendre le mouvement très régulier. Étant donné que le corps reste droit, la rotation du bassin se fait autour d'un axe central.

Un déhanchement latéral trop prononcé risque d'entraîner des problèmes de distorsion dans la région des vertèbres dorsales et lombaires. Il vous faudra au moins une semaine entière de pratique avant d'entreprendre l'étape B.

Exercice II ÉTAPE A

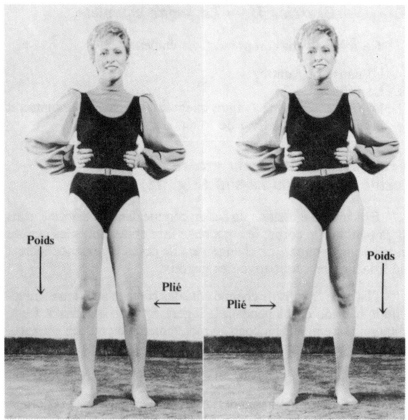

Fig. 18

Étape B. La vague (Fig. 19)

La vague, telle que décrite à ce stade, pourrait être pratiquée en position assise par des personnes alitées ou des paraplégiques parce qu'elle fait bouger principalement le tronc.

Pour ces personnes souvent inactives, les exercices de la Technique Nadeau seraient hautement bénéfiques (voir chapitre VI).

Position de départ

— Tête vers l'avant.
— Épaules détendues, bras le long du corps.
— Abdomen relâché.
— Genoux décontractés.

Mouvement

— Commencer à exécuter la vague.

a) La montée : effort

— Le ventre est tiré vers l'intérieur.
— Le thorax se soulève et se bombe.
— Les épaules sont ramenées vers l'arrière.
— Les omoplates se rapprochent.
— La tête bascule légèrement vers le haut.
— Tout le corps est en état d'élongation.

b) La descente : repos

— Relâcher le ventre.
— Le thorax s'abaisse automatiquement tout en massant les organes abdominaux.
— Les épaules descendent vers le bas.
— La tête revient vers l'avant.

Dans la montée, le mouvement idéal vient de l'abdomen... et non des épaules.

— Si l'on exagère le travail des épaules, on risque de développer des douleurs dans la région dorsale.

— De plus, l'exagération des épaules rend difficile le contrôle du mouvement de l'abdomen.

— Laissez donc les épaules suivre naturellement l'ondulation du dos, mais appliquez-vous à **bien tirer le ventre** à l'intérieur lors de la montée de la vague et à le relâcher lors de la descente de la vague. Ceci, je le répète, dans le but de masser la région abdominale. Tout ce qui se passe au niveau abdominal a une influence directe sur notre santé.

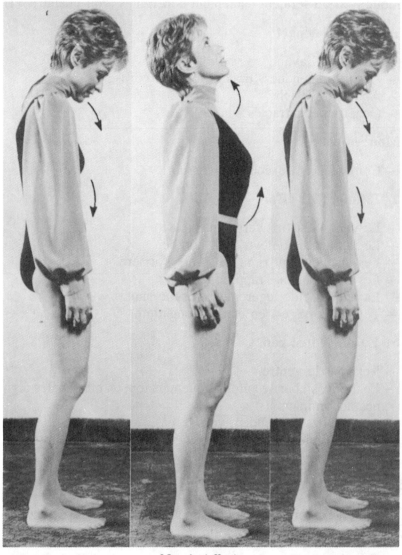

Position de départ   Montée (effort)   Descente (repos)
Fig. 19

Étape C. La vague complète (Fig. 20)

Avant d'entreprendre la synthèse de ces deux mouvements, vous devez bien maîtriser, séparément, le mouvement de la danse du ventre (A) et celui de la vague (B).

Pendant que le bassin trace un cercle vers l'arrière, le corps s'étire et s'allonge; c'est la montée de la vague. Pendant que le bassin trace son cercle vers l'avant, le corps se relâche et se détend; c'est la descente de la vague.

Voici les mots clés : qu'il serait utile de répéter pour fins de mémorisation.

CÔTÉ
— Bassin vers la droite.
— Genou gauche légèrement plié.
— Ventre relâché.
— Épaules détendues.
— Tête baissée.

ÉTIREMENT
— Rotation du bassin vers l'arrière.
— Rentrer le ventre vers l'intérieur.
— Ouvrir le thorax en amenant les épaules vers l'arrière (sans les remonter).
— La tête suit le mouvement des épaules.
— Les yeux regardent les sourcils.

CÔTÉ
— Transfert du poids sur la jambe gauche.
  Important : tout le corps demeure étiré jusqu'à la fin de cette phase.

RELÂCHEMENT
— Rotation du bassin vers l'avant (relâche du ventre, du thorax, des épaules, de la tête).

— Immédiatement le **poids** se replace sur la jambe droite, le genou gauche fléchit : c'est un nouveau départ pour une autre vague complète.

Note : Au début de votre apprentissage, il est plus aisé de laisser pendre les bras le long du corps, comme dans l'étape B de la vague (Fig. 19). Dans un stade plus avancé, posez les mains à la taille, tel qu'illustré (Fig. 20).

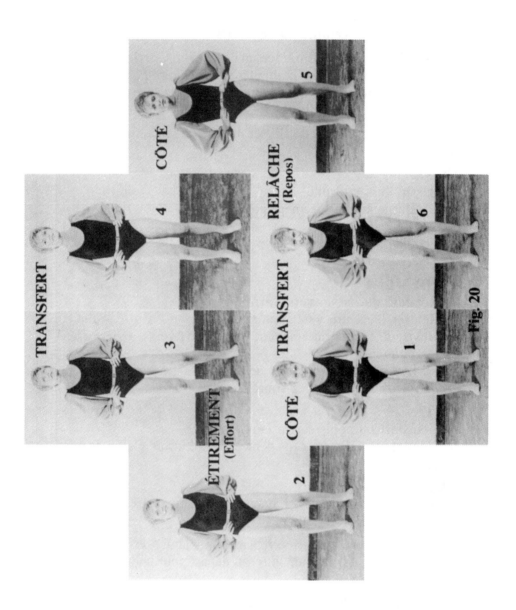

CÔTÉ

TRANSFERT

ÉTIREMENT
(Effort)

RELÂCHE
(Repos)

TRANSFERT

CÔTÉ

Fig. 20

1 2 3 4 5 6

62

Jusqu'à maintenant, vous avez laissé balancer la tête en avant et en arrière; mais ce n'est pas tout. Ce mouvement de balancement se poursuit de droite à gauche, et de gauche à droite, le regard dirigé vers le haut. Il faut plusieurs mois de pratique pour parvenir à intégrer ce mouvement de la tête à celui de la vague. Quand la tête tourne vers les côtés, les yeux regardent le plus loin possible en arrière et en haut. Ce mouvement des yeux renforcit les muscles oculaires et stimule la perception visuelle.

Tel que mentionné auparavant, toutes les étapes doivent être franchies une à une, pour ensuite s'intégrer et former un seul mouvement ondulatoire. Par conséquent, la danse du ventre, la vague et le balancement de la tête s'enchaînent et s'unifient dans un magnifique geste de souplesse. Le corps entier est en action de la tête aux pieds. C'est un exercice complet et d'une haute perfection.

Votre dos décrira ainsi le mouvement des vagues de la mer et un flot d'énergie jaillira dans tout votre corps. La vie elle-même est ondulation; le spermatozoïde se meut en forme de vague, le poisson et le reptile serpentent pour se déplacer, le dos de l'animal ondule lorsqu'il marche. Pourquoi la colonne vertébrale de l'être humain, alors qu'elle possède déjà des courbures ondulatoires, est-elle aussi rigide? Le mouvement de la vague de la Technique Nadeau peut rétablir graduellement les courbes naturelles du dos, assouplir les muscles, les ligaments et les articulations ainsi que nourrir les disques intervertébraux. Il active la circulation d'énergie dans le canal rachidien par lequel se déverse, via la moelle épinière, toute la vitalité dans le corps. Votre potentiel d'énergie est rehaussé. Vous fonctionnez maintenant peut-être à l'instar d'une ampoule de 100 watts, mais vous pourrez rejoindre les 200, et même les 1 000 watts, qui sait?

Effets spécifiques de la vague complète

La danse du ventre

1. Bouger le bassin, c'est agir sur les organes vitaux contenus dans l'abdomen : **centre de l'énergie vitale.**

2. Masser l'abdomen, c'est favoriser une meilleure digestion, une meilleure assimilation et une meilleure élimination.

3. Débloquer l'énergie dans le plexus solaire en faisant des rotations du bassin, c'est aussi influencer la respiration, la circulation et le système nerveux.

La vague

Agir sur la colonne, c'est agir sur tout l'organisme.

Tel que déjà énoncé, la vague :

1. **Agit** sur les 24 vertèbres de la colonne et sur les nombreux plexus nerveux (enchevêtrements de filets nerveux) qui y sont reliés;

2. **Redonne de la mobilité** à la colonne;

3. **Irrigue** à fond toute la structure vertébrale, la moelle épinière et les nerfs;

4. **Rétablit** graduellement les courbes du dos;

5. **Assouplit** les muscles, les ligaments et les articulations;

6. **Nourrit** les disques intervertébraux;

7. **Active** la circulation dans le canal rachidien par lequel se déverse, à travers les nerfs, toute la vitalité dans le corps;

8. **Rehausse** le potentiel d'énergie.

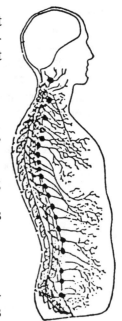

Fig. 21

64

Le balancement de la tête

Ce balancement est un complément parfait de l'ondulation de la colonne vertébrale, depuis les lombaires jusqu'aux cervicales. Ainsi il :

1. **Fortifie** la nuque;

2. **Soulage** parfois l'arthrite et l'arthrose cervicale;

3. **Vascularise** le cerveau et donne un regain intellectuel;

4. **Élimine** bien des maux de tête;

5. **Maintient** la souplesse des artères du cou;

6. **Masse** la thyroïde et contribue à son bon fonctionnement.

Exercice III — La natation

Comme son nom l'indique, ce mouvement comporte un travail des bras, semblable à celui du nageur. Il s'accompagne d'une torsion du tronc, d'un mouvement alternatif des genoux et d'un signe «affirmatif» de la tête. Cet exercice vous est présenté en trois étapes (Fig. 22).

Étape A. La torsion du tronc

Exercez-vous d'abord à une torsion du tronc. Imaginez qu'une tige tient votre colonne vertébrale droite. Vous pivotez autour de cet agitateur; ceci permet d'assouplir en douceur votre dos. Procédez de la façon suivante :

Mouvements préliminaires

1. Le tronc pivote vers la droite en amenant simultanément l'épaule droite en arrière et l'épaule gauche en avant.

65

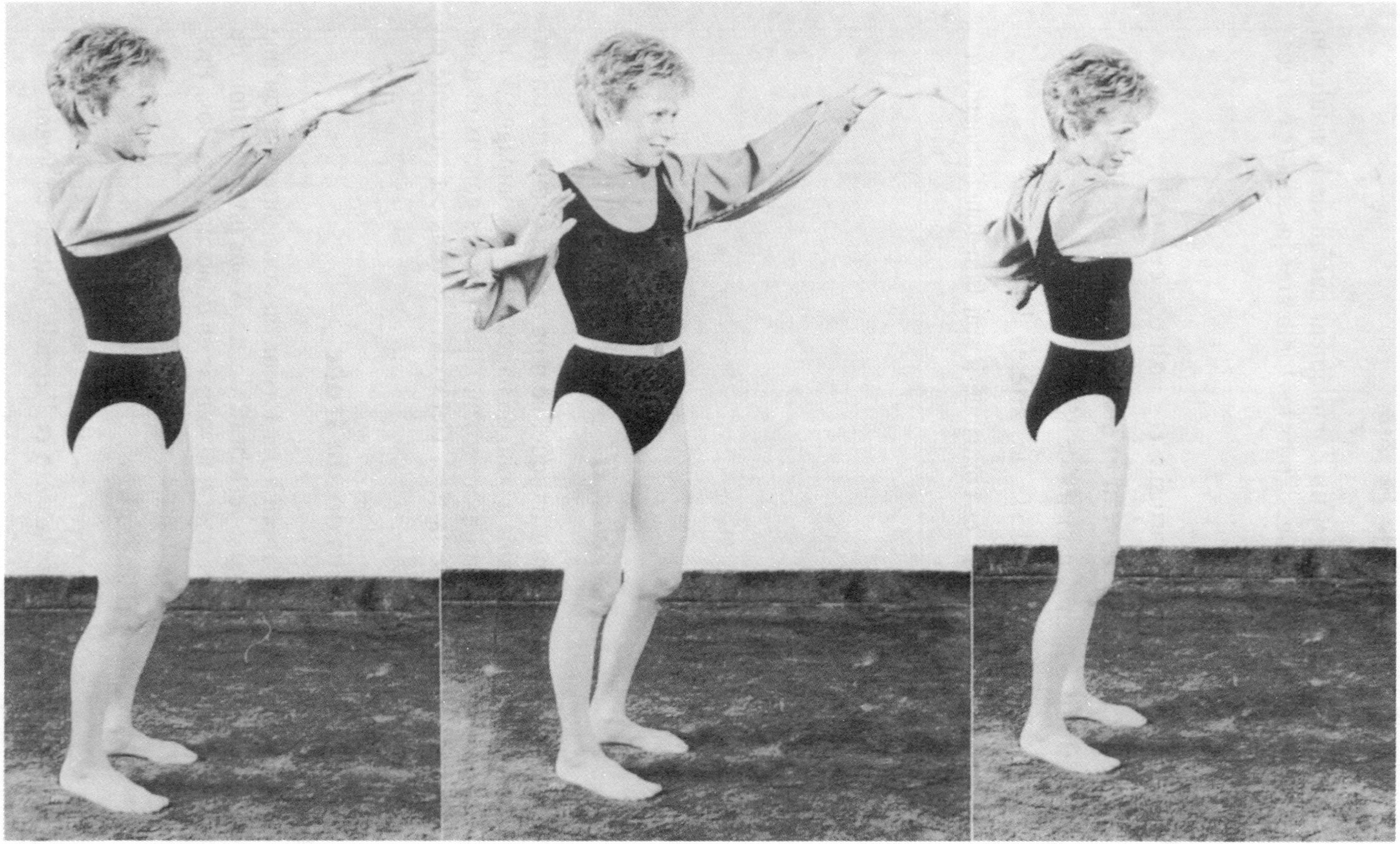

Fig. 22

2. **La tête ne pivote pas.** Elle fixe un point en avant.

3. Les genoux sont décontractés et restent bien alignés avec les pieds.

4. Le genou gauche est un peu en avant, en raison du mouvement de rotation du tronc à droite. Attention! vos genoux ne doivent jamais tourner vers l'intérieur.

5. Répétez ce mouvement au complet du côté opposé et alternez 10 fois de suite. Ne tournez pas trop les épaules afin d'éviter les tensions à la nuque. Ayez soin de faire une torsion à distance égale de chaque côté afin de bien aligner votre colonne vertébrale.

Étape B. Le mouvement des bras

Il s'agit maintenant de simuler un mouvement de natation.

1. Les deux bras sont allongés devant soi, un peu plus haut que la ligne des yeux.

2. Dans un geste continu, votre bras droit descend vers le bas sans dépasser la hauteur de la hanche, le coude va vers l'arrière puis le bras remonte vers le haut et vers l'avant.

3. Simultanément, l'autre bras s'est déployé à son tour et a suivi en alternance la même trajectoire.

Étape C. Le signe OUI avec la tête et le fléchissement du poignet

Note : Avant d'intégrer le mouvement de la tête et du poignet, les **étapes A et B** doivent être bien assimilées.

1. **La tête**
Faire un léger balancement **avant** COMME POUR FAIRE LE SIGNE «OUI».

2. **Procéder par temps d'arrêt**
Pratiquer uniquement le fléchissement du poignet au bout du bras allongé en intégrant le «oui» de la tête. Répéter cet exercice sans descendre le bras (une dizaine de fois pour chacun des bras et du poignet).

3. **Le poignet fléchi**
Les doigts s'écartent dans le but de mieux exercer les articulations. Cet exercice est particulièrement bénéfique pour les personnes souffrant d'arthrite. Le travail de la **main** imite celui de la nage. AVANT de redescendre le bras allongé, fléchir le poignet en synchronisant ce geste avec le signe «oui» de la tête.

4. Intégrer ensuite les étapes B et C, sans raideur, dans un mouvement d'étirement souple et harmonieux.

Effets spécifiques de la natation

1. Les muscles des bras et du dos se fortifient. Le populaire point de douleur entre les omoplates a tendance à disparaître.

2. Ce mouvement de torsion symétrique de la colonne atténue dans bien des cas la scoliose ou empêche son aggravation.

3. La rotation des vertèbres apporte une souplesse accrue de toutes les articulations. Elle redonne vie à une colonne usée ou déficiente.

4. Les organes abdominaux sont essorés et la digestion est améliorée.

5. Les articulations du poignet et des doigts sont assouplies.

Grâce à une meilleure rotation des vertèbres, à une souplesse et à une coordination accrue de toutes les articulations, nos élèves adeptes du golf ou du ski ont atteint des **niveaux de performance comme jamais il n'en avaient connus auparavant**.

En période d'apprentissage, il est nécessaire de bouger lentement. Cela permet de percevoir le mouvement dans ses moindres détails et de sentir les parties du corps qui travaillent. Si vous bougez rapidement, vous n'avez pas le temps d'agir en profondeur sur les muscles, vous passez à côté de votre mouvement.

Donc, au début, allez-y **lentement**; la vitesse augmentera parallèlement à votre bien-être physique, sans toutefois dépasser un mouvement à la seconde.

La Technique Nadeau favorise une mobilisation complète des articulations. Elle agit en souplesse, dans le sens naturel des fibres musculaires. Elle ne provoque jamais de surcontraction, mais maintient l'équilibre parfait du muscle, qui devient souple et résistant à la fois.

La plupart des gens possèdent un mauvais tonus musculaire. Ceux et celles qui s'adonnent à un exercice trop intensif développent des muscles trop durs et boursouflés, qui irritent les articulations et contribuent à les endommager. Ceux et celles qui ne pratiquent aucun exercice physique avec endurance ont des muscles flasques, sans résistance, qui conduisent aux mêmes résultats. Par la pratique régulière des exercices Nadeau, la musculature est développée en douceur, dans le respect de nos capacités physiologiques. Le corps reprend sa silhouette normale.

Plusieurs personnes mentionnent avoir maigri des hanches et de la taille avec la Technique Nadeau. Les fesses et les cuisses sont plus fermes ainsi que la poitrine et les bras. Les vêtements s'ajustent mieux.

Votre fiche personnelle

Aimeriez-vous observer certaines transformations s'opérer en vous? Dès le début de votre entraînement, remplissez une fiche personnelle. Prenez vos mensurations. Prenez quelques photos de vous-même : de face, de côté et de dos. Notez comment vous vous sentez au moment d'entreprendre ce système d'exercices : vos malaises physiques, votre attitude mentale et émotive. Ensuite, mettez ces renseignements de côté. Pratiquez quotidiennement vos exercices sans vous soucier des résultats ni des petits malaises passagers qui peuvent surgir entre-temps. Six mois plus tard, reprenez votre fiche et suivez le même procédé qu'au début : nouvelles photos, notes de tous les changements physiques et

FICHE PERSONNELLE

NOM _____ DATE _____

après 6 mois DATE _____

après 1 an DATE _____

MENSURATIONS

		après 6 mois	après 1 an
_____	Poitrine	_____	_____
_____	Taille	_____	_____
_____	Hanches	_____	_____
Poids _____	lb ☐ kg ☐	_____	_____

SANTÉ PHYSIQUE

PROBLÈMES CONNUS   *GRAVES* ☐ *MOYENS* ☐ *LÉGERS* ☐

1. _____

2. _____

3. _____

SYSTÈMES

BONS ✔ *MOYENS* — *FAIBLES* X
REMARQUES

	6 MOIS	1 AN	
• Nerveux	☐	☐ ☐	_____
• Digestif	☐	☐ ☐	_____
• Musculaire	☐	☐ ☐	_____
• Articulaire	☐	☐ ☐	_____
• Circulatoire	☐	☐ ☐	_____
• Respiratoire	☐	☐ ☐	_____
• Éliminatoire	☐	☐ ☐	_____
• Épidermique	☐	☐ ☐	_____

70

SANTÉ MENTALE
PROBLÈMES CONNUS   *GRAVES* ☐   *MOYENS* ☐   *LÉGERS* ☐

1. _____

2. _____

CAPACITÉS	6 M O I S	1 A N	*BONNES* ✔ *MOYENNES* — *FAIBLES* X REMARQUES
• Apprentissage	☐	☐ ☐	_____
• Concentration	☐	☐ ☐	_____
• Mémoire	☐	☐ ☐	_____
• Énergie	☐	☐ ☐	_____
• Sommeil	☐	☐ ☐	_____

SANTÉ ÉMOTIONNELLE
PROBLÈMES CONNUS   *GRAVES* ☐   *MOYENS* ☐   *LÉGERS* ☐

1. _____

2. _____

NIVEAU	6 M O I S	1 A N	*BON* ✔ *MOYEN* — *FAIBLE* X REMARQUES
• Estime de soi	☐	☐ ☐	_____
• Force morale	☐	☐ ☐	_____
• Relation affective	☐	☐ ☐	_____
• Assurance	☐	☐ ☐	_____
• Foi en votre avenir	☐	☐ ☐	_____
• Perception de la vie sociale	☐	☐ ☐	_____
• Humeur dominante	☐	☐ ☐	_____

71

psychologiques. Poursuivez votre observation deux fois par année pendant trois ans. Les changements seront radicaux. Vous serez métarmorphosé. Votre persévérance à pratiquer **chaque jour** la Technique Nadeau sera amplement récompensée.

Quand ils se sentent mieux, bien des gens oublient comment ils étaient auparavant. C'est la raison pour laquelle il importe de noter votre progression. Lentement, mais sûrement, votre santé s'améliore, votre corps résiste davantage à la fatigue, à la maladie et vos organes vitaux fonctionnent de mieux en mieux. Vous sentant «bien dans votre peau», vous devenez plus sûr de vous-même et vous vous bâtissez une force intérieure qui vous permet de mieux faire face aux «durs coups de la vie». Toute votre philosophie de vie change. Au lieu de vous abandonner à la déprime ou à l'angoisse, vous devenez énergique, confiant et assuré. Vous vous aimez davantage et votre magnétisme attire les gens vers vous. Saviez-vous qu'il en fallait si peu pour être heureux et en santé? Le corps, la pensée et les émotions ont une interaction et forment un TOUT indivisible. C'est la volonté de faire ce petit 20 minutes d'exercices par jour qui influencera toute votre vie. La conviction, étant donné les résultats obtenus, fera le reste.

Mettez-vous à l'oeuvre dès maintenant. Ne pratiquez que quelques minutes s'il le faut, mais n'hésitez pas à commencer votre entraînement.

Au début, la persévérance est de rigueur. Une fois que vous connaissez les trois mouvements de la Technique Nadeau, ils demeurent les mêmes pour la vie.

Le moment idéal pour vos séances d'exercices est le matin, quand vous êtes encore à jeûn. Ne soyez pas pressé. Concentrez-vous sur vos exercices et respirez profondément.

Méthode de progression

Voici quelques consignes à observer dans l'apprentissage graduel de la Technique Nadeau. Elles vous permettront une progression sécuritaire vers l'exécution de la technique dans sa version intégrale de 1 200 mouvements en 20 minutes.

Les objectifs à atteindre sont les suivants :

1. Faire les mouvements avec exactitude. On doit commencer très lentement, étant donné que le corps travaille d'une nouvelle façon, en mobilisant des régions sous-utilisées (en particulier le tronc).

2. Augmenter graduellement le nombre des exercices sans dépasser vos capacités.

3. Augmenter, en dernier lieu, la vitesse d'exécution de vos exercices. Ne jamais sacrifier l'exactitude du mouvement au profit de la vitesse; ceci est d'une importance capitale.

D'autre part, nous constatons que certaines personnes ont tendance à exagérer l'amplitude du mouvement en poussant, par exemple, trop loin les hanches, ce qui pourrait nuire à l'augmentation de la vitesse ou pire encore, provoquer certaines irritations.

Rappelez-vous que nous avons tous un côté faible, gauche ou droit, qui demande plus d'effort et d'attention.

Vous êtes maintenant prêt à vous servir du tableau de progression comme guide dans vos pratiques quotidiennes.

TABLEAU DE PROGRESSION
SUGGÉRÉ POUR UNE PÉRIODE DE 12 MOIS

Période de pratique	Mouvement	Nombre de mouvements successifs et de changements de côté	Total des 3 exercices	
1er et 2e mois	1er mouvement (rotation)	15* x 2** fois	30	
	2e mouvement (vague complète)	15 x 4 fois	60	120
	3e mouvement (natation)	continuel	30	
3e et 4e mois	1er mouvement (rotation)	15 x 4 fois	60	
	2e mouvement (vague complète)	15 x 8 fois	120	240
	3e mouvement (natation)	continuel	60	
5e et 6e mois	1er mouvement (rotation)	25 x 4 fois	100	
	2e mouvement (vague complète)	25 x 8 fois	200	400
	3e mouvement (natation)	continuel	100	
7e et 8e mois	1er mouvement (rotation)	25 x 6 fois	150	
	2e mouvement (vague complète)	25 x 12 fois	300	600
	3e mouvement (natation)	continuel	150	
9e et 10e mois	1er mouvement (rotation)	30 x 8 fois	240	
	2e mouvement (vague complète)	30 x 16 fois	480	960
	3e mouvement (natation)	continuel	240	
11e et 12e mois	(version intégrale)	30 x 10 fois	300	
	1er mouvement (rotation)	30 x 20 fois	600	1 200
	2e mouvement (vague complète)	continuel	300	
	3e mouvement (natation)			

*Mouvements successifs
**Changements de côté

Ce tableau indique le nombre d'exercices à pratiquer quotidiennement et non la vitesse à laquelle on doit les faire. Vous seuls pouvez en décider. La règle d'or est d'aller **lentement**.

Après plusieurs mois d'un entraînement constant et progressif, vous pourrez graduellement accélérer votre rythme sans jamais dépasser les données suivantes :

Tableau indiquant le temps maximal d'exécution des exercices de la Technique Nadeau

1er mouvement (rotation)

10* x 30** fois = 300 fois en 5 minutes

2e mouvement (vague complète)

20* x 30** fois = 600 fois en 10 minutes

3e mouvement (natation)

300 fois en 5 minutes

Ce rythme équivaut à un mouvement à la seconde. Si votre condition physique ne vous permet pas d'atteindre ce rythme en un an, soyez patient. Prenez tout le temps nécessaire pour rééduquer votre corps. La Technique Nadeau, une fois apprise, est acquise pour la vie. C'est une technique d'une haute perfection et d'une valeur inestimable. Il est donc recommandé de l'apprendre sous la surveillance d'un professeur attitré. Si vous suivez ces conseils, la **Technique Nadeau** vous donnera des résultats inespérés.

Pratiquez tous les jours, même si vous n'atteignez pas de hautes performances. L'essentiel n'est pas de réussir par force, mais de masser les organes, de les étirer, de les tordre et de les irriguer davantage. Il faut aussi «dérouiller» les muscles et les articulations, les assouplir. C'est apporter au corps un nouveau souffle de vie!

Note: Des cassettes audio et une cassette vidéo contenant rythmes et mouvements facilitant l'apprentissage des exercices sont disponibles au CENTRE DE YOGA COLETTE MAHER. 941, Massawippi, Lachenaie, (Québec), J6W 5H2. Tél.: (514) 387-7221, (514) 964-6433.

La respiration

Tout au long des exercices, il faut s'assurer d'une bonne oxygénation. Point n'est besoin d'accorder le souffle avec le mouvement. Au contraire, lorsque le rythme des exercices s'accélère, il faut ralentir celui du souffle. Par exemple, je recommande à mes élèves avancés d'exécuter trois ou quatre mouvements sur une seule respiration et même d'allonger l'expiration à une limite confortable. La Technique Nadeau s'accompagne de la respiration suivante. L'air du dehors est aspiré par le nez lorsque les mouvements se font lentement. Dès que l'exercice devient rapide, si les narines ne suffisent plus à la tâche, il faut inspirer par la bouche. Inspirez profondément en imaginant que vous aspirez l'air à travers une paille. Vous sentirez la fraîcheur de l'air sur votre langue. Après un moment d'arrêt, expirez. L'expiration se fait toujours par la bouche. Pour ce faire, expulsez un long filet d'air entre les lèvres; celles-ci se compriment comme si elles tenaient une paille. Il faut pousser le souffle au dehors sans permettre aux joues de se gonfler. Si vous videz à fond vos poumons, ils se rempliront abondamment d'air. Je vous suggère donc d'allonger le plus possible votre expiration, tel que décrit, puis de laisser agir vos poumons naturellement. Il se peut que vous ressentiez une envie irrésistible de bâiller. Abandonnez-vous avec joie à ces bâillements qui viennent des profondeurs de votre être.

Cette façon de respirer est une véritable gymnastique pulmonaire. Elle augmente la pression intrathoracique et favorise l'échange gazeux au niveau alvéolaire. Elle développe l'élasticité des poumons et fortifie le coeur en l'obligeant à pomper plus de sang. Une immense quantité d'oxygène est absorbée et un maximum de gaz corbonique est rejeté. Cette respiration nettoie et vivifie l'organisme tout entier. La respiration doit être couplée à l'exercice physique, ce qui est nécessaire pour amener l'oxygène jusqu'aux cellules.

Sur le plan psychologique, cette respiration a aussi des effets importants. En voici quelques-uns : elle supprime la fatigue mentale, les angoisses et les états dépressifs, développe la volonté et les pouvoirs de l'esprit.

Quand on devient conscient que la pensée loge dans le cerveau et que celui-ci requiert à lui seul au moins 20 % de l'oxygène de la circulation sanguine de tout le corps, on constate l'importance de la respiration profonde lors d'un exercice physique. Avec un cerveau bien oxygéné, on pense plus clairement, et bien des maux de tête d'origine tensionnelle disparaissent.

Note : Afin de protéger les bronches, ne jamais pratiquer les exercices Nadeau à une température inférieure à 15 °C (60 °F). En hiver, ne pas ouvrir toutes grandes les fenêtres, mais faire ces exercices à la température normale de la pièce.

Le rire

Tout au long des exercices Nadeau, «le sourire est de rigueur». Il permet de maintenir la bouche ouverte, favorisant ainsi une abondante absorption d'air dans les poumons, lors d'un exercice intensif.

Le rire est un remède puissant : c'est un antidote contre les effets néfastes du stress. Le rire permet de débarrasser tout le corps de ses tensions. Après qu'on a «ri de bon coeur», les muscles se détendent comme si on avait pris un bain chaud. Ce «lavage intérieur» par le rire approvisionne l'organisme en oxygène, déloge les toxines engendrées par le stress et entraîne une diminution notable de la tension artérielle.

Ceux et celles qui rient librement se sentent envahis par une joie qui continue à se manifester même après qu'ils ont cessé de rire. Leur visage est frais; leurs yeux brillent. Un sentiment de bonne humeur les anime. Le rire maintient en chacun l'harmonie, la santé, et fait naître le germe d'une jeunesse nouvelle. Le rire, c'est la musique de l'âme.

Le coeur

Le coeur est un muscle puissant. Pourtant, chez certaines personnes, il s'affole à tout instant. On a décerné au coeur un rôle affectif : il est le siège du courage, de la générosité, le centre de l'émotivité. Il ne faut cependant pas oublier que le coeur est aussi un muscle qu'il faut tonifier, développer par des mouvements progressifs et répétitifs. C'est le manque d'exercice et le stress qui l'affaiblissent et l'usent prématurément.

Le coeur met moins d'une minute pour assurer au sang un tour complet dans les vaisseaux, et pourtant, dans une seule journée, notre sang parcourt quelque 150 millions de kilomètres.

Un coeur fort et solide possède une paroi musculaire épaisse et puissante. Ce coeur bat lentement, soit environ 60 battements à la minute. Chez les gens non entraînés, les pulsations par minute sont d'environ 80 chez les femmes, et 72 chez les hommes. Chacun devrait connaître son rythme cardiaque, au repos et à l'effort.

Un moyen facile de prendre votre pouls est de placer deux doigts sur le cou au niveau des artères carotides et de compter les pulsations pendant 15 secondes, puis de multiplier par quatre pour obtenir le pouls à la minute.

Pratiquez pendant cinq minutes un exercice intensif puis vérifiez votre pouls en vous référant au tableau ci-après. Si vos pulsations dépassent la norme sécuritaire, vous fournissez un trop grand effort. Mettez la pédale douce... Si vous êtes en deçà de la marge permise, allez de l'avant et exercez-vous régulièrement.

Chaque jour, recommencez votre entraînement de façon assidue et progressive. Ne faites par l'erreur de devenir inactif et de vous laisser gagner par la paresse. Il est bien connu que la sédentarité prédispose aux maladies du coeur tandis que l'exercice physique régulier retarde le vieillissement et ajoute des années à votre vie. «Rajeunir, c'est prolonger sa vie.»

FRÉQUENCE CARDIAQUE SÉCURITAIRE CONSÉCUTIVE À L'EFFORT

Âge	Rythme cardiaque à la minute
20 ans	160
30 ans	152
40 ans	144
50 ans	136
60 ans	128
70 ans	120
80 ans	112

Effets régénérateurs

Qui peut pratiquer les exercices de la Technique Nadeau?

Les exercices de la Technique Nadeau peuvent être faits par tous, du plus jeune au plus âgé. Plus on débute tôt, meilleurs sont les résultats. La nécessité d'entreprendre ces exercices devient urgente lorsque le corps commence à vieillir. Regardez-vous dans le miroir. Y voyez-vous des épaules arrondies, un cou qui penche vers l'avant, un ventre qui bombe et pend vers le bas, des fesses qui ressortent, des jambes écartées, des pieds tournés vers l'extérieur ou l'intérieur? Avez-vous de la difficulté à enfiler vos vêtements? L'épaule de votre blouse tire-t-elle un peu? Une jambe de votre pantalon est-elle plus courte que l'autre? Une manche de votre manteau est-elle trop longue? Votre vêtement plisse-t-il d'un côté?

Tout ceci indique un mauvais alignement de votre corps susceptible de susciter de sérieux problèmes. La Technique Nadeau, par ses mouvements bilatéraux et extensifs, contribue à réaligner le corps. Peu de gens sont très conscients de ce principe de base primordial pour l'obtention d'une santé parfaite.

Vos malaises sont-ils plutôt intérieurs? Cou raide, maux de tête, douleurs au dos, coeur et poumons fatigués, organes disgestifs déréglés, arthrite, arthrose et plus encore... De sérieux problèmes de santé peuvent déjà être installés, MAIS IL Y A DE L'ESPOIR!

Contre-indications

Peu de personnes ont à s'inquiéter avant de s'adonner à un exercice non violent comme la Technique Nadeau. Seuls les grands malades en phase aiguë ainsi que ceux et celles qui ont une ou plusieurs articulations gravement atteintes sont incapables de s'entraîner avec la Technique Nadeau. Toutes les personnes ayant un problème important de santé devraient procéder avec lenteur et demeurer à l'écoute de leur corps afin de connaître leurs propres limites. *Auparavant, il est préférable de toujours consulter son médecin.*

Les mouvements de la Technique Nadeau sont fortement recommandés à la femme enceinte. En l'absence de saignement utérin ou de douleur abdominale inhabituelle, ils peuvent être commencés tôt, mais en douceur. Par la suite, lorsque le foetus est bien enraciné, le mouvemement peut s'accentuer et ensuite diminuer d'amplitude vers les dernières semaines.

Si elle suit ces indications, la future maman évitera les douleurs lombaires, fortifiera la sangle abdominale et améliorera sa circulation sanguine. Elle augmentera aussi sa résistance à la fatigue et elle accouchera plus facilement.

Entretenir sa santé est le plus beau cadeau qu'elle pourra offrir à son enfant et à elle-même.

Effets généraux

Votre corps reprendra ses formes d'antan, plusieurs malaises disparaîtront et vous vous sentirez imprégné d'énergie. Votre esprit sera plus lucide et éveillé. Votre système cardiovasculaire sera stimulé et l'oxygène coulera à flots dans chacune de vos cellules. Votre qualité de vie sera améliorée. Vous jouirez d'une jeunesse et d'une vitalité renouvelées. Vous éloignerez la sénilité et la maladie.

Effets spécifiques sur certains organes

Le cerveau et les glandes : la Technique Nadeau comporte des mouvements répétitifs de la nuque et de la tête. Tout au long des 1 200 mouvements, la tête bouge dans toutes les directions. L'oxygénation au cerveau est assurée. Le cerveau est l'organe le plus vascularisé de tout l'organisme. Les capillaires retrouvent leur élasticité normale et le rinçage auquel ils sont soumis restaure leur bon fonctionnement; les migraines et les maux de tête tensionnels disparaissent généralement sans laisser de traces. Les ressources intellectuelles sont stimulées; la mémoire s'améliore ainsi que le pouvoir de concentration. Les glandes endocrines du secteur cérébral sont activées ainsi que la thyroïde, d'où un rajeunissement et un meilleur équilibre à tous points de vue.

La circulation : les exercices du cou produisent un massage des artères carotides et peuvent prévenir ainsi leur durcissement et leur obstruction. Ceci est de la plus haute importance pour les personnes prédisposées aux accidents cérébro-vasculaires.

La vue et l'ouïe : les organes de la vision sont nettement bénéficiaires du travail qui leur est imposé. Les yeux bougent de haut en bas, de droite à gauche et obligent tous les petits muscles autour des globes oculaires à se mouvoir, d'où une meilleure irrigation de l'oeil. De même que la vue, l'ouïe est améliorée; on perçoit les sons différemment, ils sont plus doux à entendre. Monsieur Nadeau a développé une grande acuité auditive, même à un âge avancé.

Le cervelet : celui-ci est abondamment irrigué, consécutivement au geste de balancement de la tête en avant et en arrière. Au début de leur pratique, les gens perdent parfois l'équilibre mais celui-ci devient généralement stable en peu de temps et la coordination des mouvements s'améliore.

La colonne vertébrale : la colonne est le grand «réseau électrique» par où passent tous les fils conducteurs d'énergie : les nerfs. Les exercices Nadeau font travailler activement la colonne. C'est une des caractéristiques particulières à cette technique. Les filets nerveux sont mis à contribution, permettant ainsi une meilleure circulation de l'énergie vers les cellules. Les muscles et les ligaments sont tonifiés et assouplis, ce qui prévient les maux de dos.

Le travail ondulatoire de la Technique Nadeau mobilise les vertèbres de toutes les régions de la colonne vertébrale, ce qui redonne graduellement à celle-ci une pleine souplesse. Pourquoi est-ce si important?

— La colonne protège la moelle épinière qui distribue l'énergie nerveuse et les impulsions de contrôle du cerveau vers tout le reste du corps. Ces impulsions sont transmises par les racines nerveuses sortant de la colonne entre chaque vertèbre.

— Chacune des cellules communique avec le cerveau par l'entremise des nerfs passant par la moelle épinière. Il existe un lien constant des nerfs et des plexus avec tous les organes et tissus du corps.

— Dans sa position normale, la colonne vertébrale protège parfaitement bien la moelle épinière et les racines nerveuses. Celles-ci sont très fragiles. Des recherches à l'université du Colorado ont démontré qu'une légère pression (40 mgr'merc.) sur la racine nerveuse bloque en quelques secondes entre 40 % et 60 % de l'intensité des impulsions globales émises par cette racine. Il en résulte une perte importante de contrôle du cerveau qui reçoit et transmet seulement une partie de l'information normale.

— Il s'agit d'une cause primordiale de perte d'énergie nerveuse et de santé favorisant le développement d'une pléiade de maladies. Une colonne en mauvais état peut facilement provoquer ce genre de situation. Et dans cette optique, mobiliser, assouplir et raffermir votre colonne vertébrale est un bienfait de la Technique Nadeau qui procure bien plus que le soulagement des maux de dos bénins.

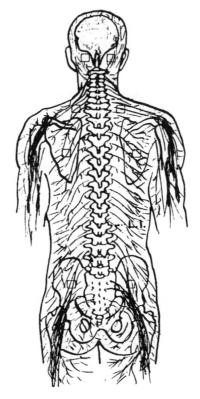

Fig. 23

Les poumons : le mouvement de vague relié aux exercices oblige les poumons à se dilater et à se comprimer amplement. La respiration profonde qui accompagne ce geste augmente la pression intrathoracique et favorise la perfusion alvéolaire. Cette ventilation inhabituelle est une véritable bénédiction pour l'arbre pulmonaire.

L'oxygène, constituant 20 % de l'air que nous respirons, représente notre principale nourriture. Nous en inspirons approximativement 7 000 litres (1 500 gallons) par jour dont le quart est absorbé. Introduit dans le corps par les globules rouges du sang, il atteint, au gré de la circulation, toutes les cellules du système et devient le combustible qui fournit l'énergie. L'oxygène participe aussi à la majorité des réactions chimiques du corps. Le globule, en libérant l'oxygène, capte le gaz carbonique (CO_2), un résidu de la production d'énergie. Il sera rejeté par l'expiration au rythme d'environ 1 600 litres (340 gallons) par jour. Cette opération complexe est indispensable à notre survie et constitue un des plus importants facteurs influençant notre santé et notre vitalité.

Voici trois points majeurs à développer pour atteindre la meilleure qualité d'oxygénation possible :

— D'abord l'élasticité des poumons : la Technique Nadeau, par le mouvement direct, favorise l'assouplissement et le développement des muscles intercostaux et du diaphragme.

— Le coeur et l'appareil circulatoire bénéficient grandement du travail du thorax décrit ci-haut, et la Technique Nadeau favorise la circulation dans tout l'organisme.

— La qualité de l'influx nerveux et l'intégrité de tous les mécanismes de l'absorption d'oxygène dans l'ensemble des tissus du corps sont favorisées par la Technique Nadeau. Celle-ci stimule la colonne vertébrale et les plexus dorsaux et masse en profondeur les tissus et les organes pour permettre une meilleure circulation et un meilleur drainage.

L'abdomen : saviez-vous qu'environ le tiers de tout le volume sanguin se trouve dans les organes abdominaux? L'exercice de la «danse du ventre» remet en circulation tout le sang stagnant, décongestionne les viscères abdominaux et les organes génitaux. Le foie, l'estomac, le pancréas et l'instestin reçoivent un fort massage. Il est reconnu que tout le sang du corps passe par le foie, cette sorte d'usine d'épuration, qui retire du sang tous les produits toxiques. Ces éléments sont déversés dans la bile qui, à son tour, s'écoule dans le petit intestin (duodénum).

La Technique Nadeau mobilise l'abdomen et favorise le travail de l'intestin. Expliquons davantage un mécanisme particulièrement méconnu : l'absorption. Tant que les matières demeurent dans le tube disgestif, elles ne sont pas assimilées par le corps. Comme son nom l'indique, le tube digestif est une longue cavité se prolongeant de la bouche à l'anus. L'absorption nous permet de sélectionner seulement ce dont nous avons besoin parmi l'ensemble des matières présentes. Elle se fait sur l'ensemble du tube disgestif, mais de façon beaucoup plus importante dans l'intestin grêle et le côlon.

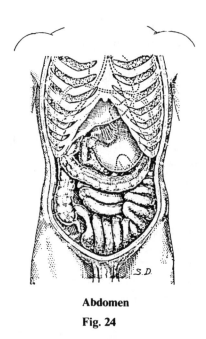

Abdomen
Fig. 24

La qualité de cette fonction dépend du juste équilibre entre l'aisance de pénétration des divers éléments nutritifs et la capacité d'éviter l'introduction des éléments toxiques ou inutiles. D'immenses efforts ont été déployés en recherches pharmaceutiques pour fabriquer des substances qui s'assimilent très rapidement. Malgré leur utilité, ces produits très puissants irritent les parois du tube digestif et dérèglent les mécanismes normaux d'absorption dans bien des cas.

L'accumulation de matières indésirables dans l'intestin encrasse les villosités, ces millions de crevasses et de protusions donnant une surface de contact extrêmement grande avec les aliments. Comme un tapis à poils longs, la paroi de l'intestin est difficile à nettoyer. Pour cette raison, l'emploi si répandu de produits purgatifs et de désintoxication a un effet plutôt superficiel, un peu comme le shampooing ou l'aspirateur sur une carpette.

Le coeur: la Technique Nadeau favorise une bienfaisante accélération cardiaque. Grâce à un entraînement régulier et progressif, on arrive tôt ou tard à répéter les mouvements 1 200 fois en 20 minutes, ce qui constitue une véritable gymnastique des vaisseaux sanguins. Le coeur pompe cinq litres de sang par minute. Avec l'exercice, il peut augmenter à 25 litres par minute. Les cellules baignent dans une marre; quand on fait des exercices, le flot sanguin se met en branle. Le débit cardiaque est activé et les toxines s'éliminent en moins de temps. L'organisme est ainsi purifié et régénéré. Les varices sont atténuées et la fatigue dans les jambes tend à disparaître progressivement.

Les muscles: nous avons environ 600 muscles, qui constituent en volume et en poids plus de la moitié du corps. Plus un muscle fonctionne, plus il se développe. Au lieu de l'user, le travail le fortifie. Il faut toutefois éviter une trop grande musculation. La Technique Nadeau aide à garder les muscles souples et résistants.

Les effets esthétiques: chez bien des gens, le corps se redresse et la démarche devient souple et assurée. La peau rajeunit et dévoile un visage exempt de rides profondes.

Les effets psychiques: la Technique Nadeau se pratique dans un esprit de gaieté. Elle chasse la tendance aux idées noires et accroît les fonctions intellectuelles, dont la mémoire et la concentration. Elle stimule la volonté et élimine la timidité et les sentiments d'infériorité. Elle permet de se «sentir bien dans sa peau».

Le plexus solaire se décontracte et le corps résiste mieux à la fatigue nerveuse. Plusieurs personnes ressentent une profonde reconnaissance pour tout le bien-être que cette technique leur a apporté. Leur vie est complètement transformée. Ces 20 minutes d'exercices avec la Technique Nadeau à chaque jour sont un gage de santé et de longévité ainsi qu'un départ vers une aventure remplie de découvertes impressionnantes!

En complément des effets précités, voici une évaluation de la Technique Nadeau présentée par un professionnel de la santé, adepte de cette technique, le Dr André-Marie Gonthier.

Les bienfaits de la Technique Nadeau pour votre santé vertébrale

La nature nous a donné une colonne vertébrale composée de 24 vertèbres mobiles. Chacune d'elles doit bouger librement dans six directions différentes, soit vers l'avant, vers l'arrière, sur les côtés et en rotation. La nature ne fait rien inutilement. C'est un principe indéniable. Mais l'homme moderne, à cause d'une multitude de facteurs dont, entre autres, l'inactivité physique et la sédentarité, perd peu à peu de sa souplesse et s'ankylose progressivement. Regardez les enfants. Ils ne sont que grâce et mouvement. Pour eux, bouger est synonyme de vie et de liberté. Plus on veillit, plus on s'éloigne de ce concept de mouvement et on amorce un long cheminement vers l'inactivité et l'ankylose. Ce que l'on n'utilise pas, on le perd! Comparez vos prouesses avec celles d'un enfant et vous verrez!

À vivre comme on vit, c'est bien normal d'être raide. Voici le scénario quotidien de l'HOMO SAPIENS : au réveil, il roule en bas du lit et ainsi s'amorce une longue et pénible journée. Après un déjeuner avalé en vitesse, il se précipite au travail. C'est le long trajet vers le bureau, assis confortablement (!) dans sa voiture ou dans le métro. Il travaille fort dans une ambiance de stress et de fumée! Le midi, toujours assis, il mange en vitesse. Et l'après-midi se déroule comme la matinée, sauf qu'il se surprend quelquefois à dormir. En fin d'après-midi, épuisé d'inactivité physique et de surmenage psychologique, c'est le chemin harassant du retour. Et après un copieux souper, il retrouve avec joie son fauteuil préféré et s'offre une petite sieste bien méritée, ou encore il retrouve son conjoint et ses enfants tendus qui, pourtant, auraient besoin d'un peu de sérénité et de compréhension de sa part.

Ce scénario vous semble familier? C'est, en fait, celui de la majorité de la population adulte.

Le drame, c'est que notre corps ne peut pas être en santé et se régénérer s'il est mis au rancart. Il doit BOUGER TOUS LES JOURS. Ceci n'est plus un secret pour personne.

C'est, en fait, un principe de longévité. C'est le principe même de la vie. Une cellule sans mouvement biologique est considérée comme morte. Les cellules s'assèchent si elles ne sont pas nourries par l'oxygénation. Elles dégénèrent et l'organe dépérit.

Alors, il ne vous reste plus qu'à prendre la meilleure décision de votre vie : BOUGER. Mais comment?

Par la Technique Nadeau. Parce que ce système est simple, facile à comprendre et à maîtriser. Aucun besoin d'équipement spécialisé. Il ne vous demande en réalité que deux choses : de la volonté et de la patience.

Votre colonne vertébrale subira une transformation. Elle est construite pour bouger et le mouvement est une condition essentielle à votre santé vertébrale. Plus votre colonne vertébrale s'activera, plus les retombées positives seront grandes. À mesure que vous devenez plus souple, plus dégagé, votre potentiel de vie et votre énergie intérieure pourront mieux s'exprimer. Par cette mobilisation douce et progressive, chacune de vos articulations retrouvera une aisance nouvelle et une mobilité accrue. Et votre système nerveux, qui est le maître de votre corps, sera en mesure de fonctionner plus librement.

En fait, c'est très simple, une phrase résume le tout : «La vie, c'est le mouvement, et le mouvement, c'est la vie.»

Les exercices de la Technique Nadeau constituent une activité saine et complète. Ils mettent en mouvement le corps dans sa totalité, de la tête aux pieds.

Ce qui est très intéressant, c'est que ces exercices constituent une excellente préparation à toute autre activité. Que vous soyez golfeurs, cyclistes, skieurs, adeptes de tennis, bref, quel que soit votre sport préféré, les exercices de la Technique Nadeau sont tout indiqués pour vous y préparer. De nombreux témoignages ont été recueillis à cet effet. Vos performances sportives ne feront que s'améliorer. Mais ce qui est plus important encore, le risque de vous blesser en pratiquant votre sport préféré diminuera considérablement, car votre corps sera mieux préparé. Il sera assoupli, dégagé, tonifié et apte à affronter les risques inhérents à toute activité sportive.

En accord avec les plus récentes découvertes en médecine sportive

Depuis la parution de la première édition du présent livre, plusieurs auteurs, dont le docteur René Cailliet, orthopédiste américain de réputation mondiale, ont publié des données et des résultats de recherches sur l'activité physique*. Ceux-ci concordent avec la plupart des caractéristiques de la Technique Nadeau.

• Il est préférable d'utiliser des mouvements doux et répétitifs pour retrouver et conserver la souplesse de ses articulations. Des chocs trop violents peuvent causer des dommages irréparables. Ainsi, plusieurs activités, autrefois jugées inoffensives, tels le jogging, la danse aérobique, le saut à la corde et les activités impliquant sauts et mouvements brusques, causent un nombre inquiétant de blessures avec dommages permanents chez plusieurs adeptes de ces disciplines. Les mouvements de la Technique Nadeau sont sécuritaires tout en demeurant très efficaces.

• La Technique Nadeau met l'accent sur la mobilisation du tronc et de la cage thoracique; les nouveaux programmes d'exercices le proposent aussi. On a démontré que le mauvais entraînement de cette partie du corps cause une mauvaise posture et une compression des organes vitaux. Il en résulte une perte de 30 % de la capacité pulmonaire. L'apport d'oxygène, la première nourriture du corps, est réduit d'autant. Ceci sans compter l'effort additionnel du coeur, la compression de l'estomac, du foie et de l'intestin. En retrouvant la souplesse du tronc, finis le souffle court, le foie et l'intestin paresseux!

• L'étirement exagéré des muscles et des articulations provoque souvent des blessures à la colonne vertébrale, aux épaules, aux coudes et aux genoux. La limite de mouvement d'une articulation peut varier considérablement d'un individu à un autre. D'ailleurs, la théorie que «ça doit faire mal pour faire du bien» est totalement réfutée aujourd'hui. La douleur est le moyen naturel qu'a votre corps pour dire «non». L'amplitude modérée des

---

* Extraits condensés de *Rejuvenation Strategy* de René Cailliet, M.D. & Leonard Gross. Doubleday Inc., New York, 1987.

89

exercices de la Technique Nadeau respecte ces normes et convient à la vaste majorité de la population.

• Le véritable travail de régénération doit se faire au niveau des tissus. L'ennemi à combattre est le rétrécissement progressif des tissus; ceux-ci tendent naturellement à se contracter. Et nos habitudes de vie l'encouragent de deux façons : le manque de mouvement et l'excès de mouvement causant des déchirures et des cicatrices. Le combat se gagne par la répétition de mouvements doux à chaque jour, comme dans la Technique Nadeau.

• Un dernier point : il faut faire une distinction entre la «force» et la «puissance» comme objectif d'entraînement corporel. Plusieurs programmes d'exercices servent surtout à développer la force ou la capacité d'effectuer un effort de plus en plus grand sans égard au facteur temps ou à la coordination.

Aujourd'hui, on a constaté qu'il ne s'agit que d'une partie de l'objectif à atteindre. Il faut développer la «puissance», qui est la capacité d'effectuer un effort, avec la meilleure coordination possible dans un temps prédéterminé. C'est la différence entre l'élan de l'amateur novice et celui du professionnel, au golf, au tennis ou au baseball.

Même si le but de l'adepte de la Technique Nadeau n'est pas de devenir un sportif professionnel, l'amélioration de la coordination, de la souplesse et de la résistance est telle que la performance sportive augmente de façon suprenante et fort agréable.

Les dernières années ont donc apporté un changement très important dans les attitudes face à l'entraînement et à l'exercice. Avec la Technique Nadeau, on met en pratique ces nouvelles théories avec une efficacité surprenante.

Un compte en banque

La santé, contrairement à la croyance populaire, est un état dynamique, c'est-à-dire qu'on ne la possède pas une fois pour toutes. Cet état s'améliore ou se détériore de façon progressive et lente tout au long d'une vie.

La santé dépend des actions que l'on pose, tant négativement que positivement. On peut la comparer à un compte en banque :

— Les actions *positives* pour notre santé sont des dépôts dans notre compte SANTÉ. Elles ne peuvent qu'améliorer notre bien-être.

— Les actions *négatives* pour notre santé sont des retraits et conduisent tôt ou tard à la maladie grave (destruction des cellules, des tissus et des organes).

En revanche :

Nous possédons une **réserve très abondante** dans tous nos organes et dans tous nos tissus pour parer à cette éventualité.

Exemple :

— les organes vitaux du corps possèdent tous une réserve d'au moins 80 % ;

— un organe peut donc s'acquitter de sa tâche de façon suffisante pour fournir au corps la capacité de survivre avec seulement 20 % de ses cellules encore intègres ;

— donc, avec une destruction à 80 %, le foie, le coeur, les reins, le pancréas peuvent encore fournir assez d'énergie pour nous garder en vie. Mais ne nous croyons pas en «bonne santé»... Face à des difficultés majeures, nous comprendrons notre «fragilité» ;

— l'état pathologique d'un organe devient fatal lorsque cet organe dépasse son seuil de réserve, soit 80 % ou plus. C'est le point de non-retour.

En résumé : L'Organisation mondiale de la santé (OMS) dit : «La santé est un état de bien-être total dans lequel tous les organes fonctionnent à 100 % continuellement.»

Positivement, lorsque l'on rebâtit notre santé, c'est petit à petit que l'on redonne à tout notre être les moyens de corriger les lacunes et les abus. Le côté extraordinaire de la dynamique humaine, c'est que notre corps possède en lui des ressources incroyables. Ces ressources, une fois stimulées, redonneront aux organes leur plein fonctionnement.

La santé vient donc de l'intérieur de chacun de nous. Elle s'exprime par l'énergie nouvelle qui circule partout dans notre corps (des pieds à la tête) lorsque nous lui donnons les moyens de le faire.

Comme intervention productive, la Technique Nadeau est la méthode la plus simple, la plus complète que je connaisse par son action sur tous les systèmes et la plus en harmonie avec les cycles du corps.

La Technique Nadeau développe le potentiel de santé de chacun. En conséquence, la maladie s'estompe... C'est une méthode régénératrice dans tous les sens du mot.

La Technique Nadeau ne vise pas à former des athlètes, mais plutôt à remettre le corps en forme en vue de recouvrer la santé.

CHAPITRE VI

La Technique Nadeau adaptée
(position assise)

J'ai toujours eu le désir de rejoindre toutes les personnes quelle que soit leur capacité de faire des exercices physiques. Voici donc un chapitre pour vous, qui êtes un peu faible pour pratiquer des exercices debout ou qui souffrez d'une incapacité vous obligeant à rester assis.

Vous commencerez votre retour vers la santé avec ces exercices adaptés spécialement pour vous. Je vous les suggère comme tremplin vers la pratique de la **Technique Nadeau** debout, tel qu'elle a été expliquée au chapitre précédent. Pour assurer une progression sécuritaire et continuelle, exercez-vous lentement et prenez tout le temps qu'il vous faut.

Exercice 1 — La rotation

Étape A. Le balancement latéral (Fig. 25)

— Asseyez-vous sur une chaise à dossier droit. Laissez pendre les bras de chaque côté et demeurez bien adossé.

— Maintenant, penchez-vous vers la droite (la main droite descend vers le sol, la tête reste bien alignée avec la colonne vertébrale). Revenez au centre et fléchissez de la même façon vers la gauche. Observez bien le travail au niveau de la taille. Répétez doucement ce mouvement (environ 10 fois de chaque côté).

93

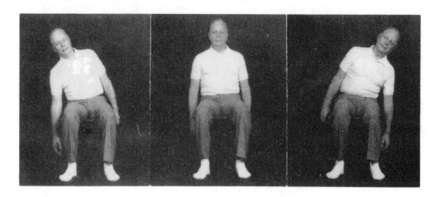

Fig. 25

Ce mouvement s'apparente au va-et-vient de l'essuie-glace d'une automobile.

Étape B. Le salut (Fig. 26)

— Tout en restant bien adossé, effectuez un salut en pliant au niveau de la taille. Penchez la tête et arrondissez le dos à un angle d'environ 30°. Laissez les épaules et les bras détendus. En s'inclinant, ils avancent vers les genoux.

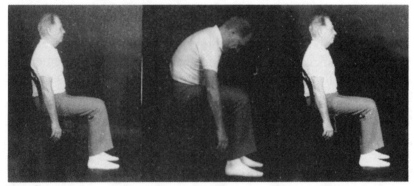

Le salut

Fig. 26

Étape C. Le balancement latéral et les saluts

— Il s'agit à présent de combiner les deux séquences précédentes : le balancement latéral et le salut. Penchez le corps vers la droite. Arrêt. Saluez vers l'avant (tête alignée entre les genoux). Arrêt. Penchez vers la gauche tout en allant vous ados-

94

ser. Arrêt. Revenez au centre. Arrêt. Exécutez cinq fois environ dans chaque direction.

— N'oubliez pas de demeurer détendu et de respirer normalement.

Étape D. La rotation continue

— Refaites la même séquence d'exercices qu'à l'étape C sans temps d'arrêt dans un mouvement de rotation continue.

— Vous possédez les notions de base de l'exercice I. Reportez-vous au chapitre précédent si vous désirez pratiquer cet exercice en position debout.

— Durant votre pratique, vous avez sûrement ressenti une énergie nouvelle circuler vers les mains et les doigts qui se manifeste habituellement sous forme de fourmillement. Cette énergie circule dans tous vos organes abdominaux grâce à cet exercice.

Exercice II — La vague complète

Vu la complexité de cet exercice, nous le scindrons en deux parties distinctes, que nous éviterons de fusionner. Ces mouvements auront des effets bénéfiques semblables à ceux de la vague en station debout, même s'ils diffèrent légèrement.

Étape A. La danse du ventre (Fig. 27)

— Pour un meilleur soutien, placez les mains au-dessus des genoux, les doigts tournés vers l'intérieur des cuisses. Le bas du dos est un peu décollé du dossier de votre chaise. Maintenant, imaginez que vous êtes assis sur une horloge (Fig. 27) Commencez à tracer un cercle en appuyant avec les muscles fessiers sur 3 heures, puis roulez vers 6 heures, 9 heures et 12 heures. (Cinq fois en partant de la droite). Refaites ensuite cinq fois le même trajet en sens inverse : de 9 heures roulez vers 6 heures, 3 heures et midi. Recommencez lentement les mêmes exercices cinq fois de chaque côté en utilisant les mêmes points d'appui, mais en ajoutant une pression continue aux endroits représentant chaque heure de l'horloge.

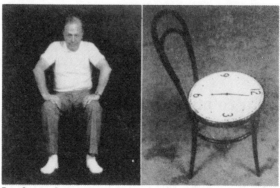

La danse du ventre Fig. 27

Étape B. La vague (Fig. 28)

— Départ en position assise, la tête vers l'avant, les bras pendants de chaque côté du corps.

— Exécutez le mouvement de la vague de façon semblable à celle décrite au chapitre précédent.

— LA MONTÉE : tirez le ventre vers l'intérieur, soulevez le thorax, glissez les épaules vers l'arrière et levez la tête.

— LA DESCENTE : relâchez le ventre, laissez le thorax, les épaules et la tête revenir vers le bas, comme au départ (voir page 59). Assurez-vous d'être bien détendu avant d'entreprendre de nouveau la montée.

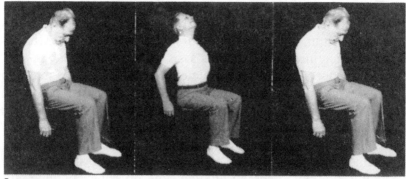

La vague

Fig. 28

96

Exercice III — La natation

Étape A. La torsion du tronc (Fig. 29)

— Légèrement penché vers l'avant, simulez la levée du câble de l'ancre d'un bateau. Avec chaque main, tirez alternativement sur la corde imaginaire en ramenant le coude vers l'arrière. Répétez 10 fois en alternance.

Ceci imprime une torsion à votre colonne vertébrale et favorise la souplesse de vos vertèbres. Travaillez toujours en douceur et demeurez à l'écoute de votre corps.

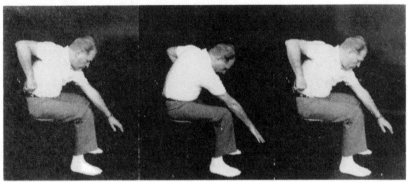

La torsion du tronc

Fig. 29

Étape B. La natation (Fig. 30)

Il s'agit simplement d'élever les bras à la hauteur des épaules et d'exécuter le mouvement de la natation tel qu'il est décrit au chapitre précédent.

Voilà, je souhaite que chacun de vous puisse, dans le plus proche avenir, pratiquer la **Technique Nadeau** debout. Mais si, pour des raisons de santé, vous êtes confiné à une chaise, je crois sincèrement que ces exercices vous feront le plus grand bien en vous redonnant la souplesse, la bonne forme et une plus grande joie de vivre.

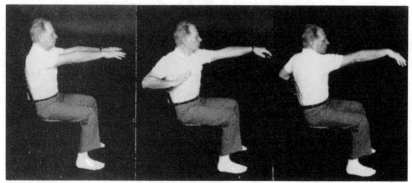

La natation

Fig. 30

CHAPITRE VII

Exercices complémentaires

Les conseils et les trucs que je vous donne dans ce chapitre vont certainement aider à compléter, en beauté, votre programme de rajeunissement. Je voudrais souligner, toutefois, que les exercices mentionnés ici ne remplacent pas ceux de la Technique Nadeau. Ils sont complémentaires et ne requièrent que quelques minutes de plus dans votre programme d'exercices quotidiens.

Votre visage

Pour avoir un visage ferme et harmonieux, enrichi d'un bon tonus musculaire, il faut recourir à des exercices spécifiques du visage. Et qui ne voudrait pas s'assurer d'un visage qui restera jeune plus longtemps, ou du moins qui vieillira moins vite? En ayant un programme d'exercices, les muscles faciaux seront bien vascularisés, auront un bon tonus et garderont une forme intéressante. Car ce sont les muscles faciaux qui donnent la forme spécifique et l'harmonie à notre visage. Si nous avons la volonté de faire quotidiennement des exercices pour être en forme, pourquoi ne pas en faire pour le visage?

N'est-ce pas merveilleux de se lever le matin et de voir dans le miroir (car c'est propablement notre première action de la journée) un visage agréable à regarder?

La peau

Quand on s'aime et qu'on veut rester jeune, on doit prendre soin de sa peau, d'abord en la gardant propre. Nous savons que la peau compte des millions de cellules, dont une partie meurt chaque jour. Donc, un nettoyage quotidien de l'épiderme va libérer les cellules mortes et permettre aux cellules vivantes en dessous d'émerger à la surface.

La beauté de la peau dépend en grande partie de sa propreté et de sa teneur en humidité. Souvenez-vous aussi que le soleil et le vent assèchent sans indulgence votre peau et la rendent sujette aux éruptions, aux sillons et aux poches.

Voici quelques petits exercices faciles à faire. Ils ajouteront une nouvelle jeunesse à votre visage. Répétez chaque exercice cinq fois de suite, deux fois par jour. Pour obtenir un meilleur résultat, je vous suggère de vous tenir devant un miroir chaque fois que vous les pratiquez. Humectez l'endroit à masser avec une crème, et rappelez-vous sans cesse que les mouvements lents sont à recommander, car ils sont plus bénéfiques pour les muscles que ne le sont les mouvements rapides.

Le front

Les muscles faciaux perdent leur fonction par le manque d'activité et par une mauvaise circulation du sang. Comme les muscles tiennent la peau, il en résulte un affaissement de l'épiderme, causant des sillons et des poches au visage. Seuls les muscles du front font exception à cette règle. Les rides horizontales ne sont pas l'apanage de la vieillesse; elles sont surtout le résultat de la mauvaise habitude de hausser les sourcils. Perdez cette mauvaise habitude de hausser ou de froncer les sourcils.

Rides horizontales (Fig. 31)

Pour atténuer cette imperfection, placez tous vos doigts, à l'exception des pouces, au-dessus des sourcils, pressez-les contre l'os frontal. Faites glisser des doigts sur la peau du front vers le haut et créez en même temps une résistance en descendant les sourcils vers le bas et en fermant les yeux. Relâchez ensuite vos doigts et ouvrez les yeux tranquillement.

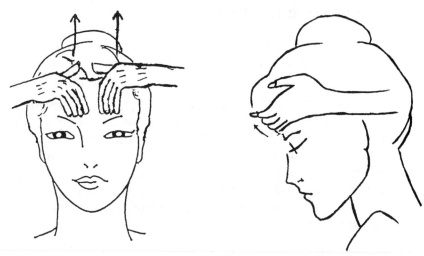

Fig. 31

Rides verticales (Fig. 32)

Posez les doigts au centre du front. Pressez tout en laissant vos doigts glisser lentement vers les tempes pour effacer les rides habituelles. La résistance doit être maintenue pendant tout le mouvement. Il faut «repasser» vos rides comme on le fait avec un fer sur un tissu froissé.

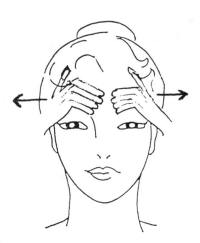

Fig. 32

Les paupières inférieures (Fig. 33)

C'est probablement l'endroit où les tissus musculaires sont les plus délicats et où la peau est la plus sensible. Les muscles se fatiguent vite et allongent, les yeux deviennent cernés.

Vous pouvez contrer ce phénomène tout en vous exerçant à effacer les pattes d'oies. Posez le talon des paumes des mains de chaque côté de l'oeil. Pressez fortement en appliquant une pression progressive. Baissez légèrement la tête et regardez un peu vers le haut sans pour autant lever les sourcils. Forcez-vous ensuite à relever les paupières inférieures, comme si vous cligniez de l'oeil. Puis fermez fortement les yeux pendant dix secondes. Relâchez tranquillement et ouvrez les yeux.

Les exercices qui précèdent concernent le haut du visage. Ceux qui suivent préviennent l'affaissement du bas du visage et du cou. On aurait avantage à les répéter plus souvent que n'importe quel autre exercice, soit environ 50 fois de suite, trois fois par jour. L'exercice le plus simple et le plus complet est le massage des lèvres. Dans cet exercice, 22 muscles du visage sont sollicités.

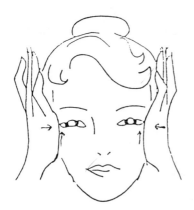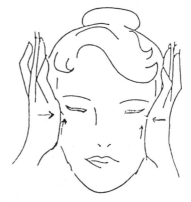

Fig. 33

102

La lèvre inférieure (Fig. 34)

Avec la lèvre inférieure, recouvrez la lèvre supérieure et ramenez vers le bas la lèvre inférieure tout en exerçant une certaine pression. Les dents n'ont pas besoin d'être ensemble. Pour certaines personnes, c'est très facile, pour d'autres, c'est toute une gymnastique. Tout dépend de la longueur de la lèvre supérieure et de la position des dents d'en avant. Si vous éprouvez quelques difficultés à le faire, c'est probablement que vous en avez plus besoin qu'une autre personne. Cet exercice fera travailler vos bajoues, votre menton et votre cou.

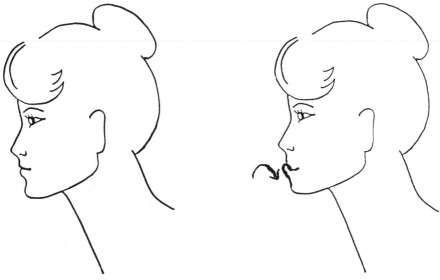

Fig. 34

La lèvre supérieure (Fig. 35)

La lèvre supérieure se plisse et perd son contour à cause l'atrophie musculaire. Ouvrez la bouche, environ 5 cm (2 po), et faites descendre la lèvre supérieure pour recouvrir la lèvre inférieure. Ramenez doucement la lèvre supérieure vers le haut en exerçant une forte pression.

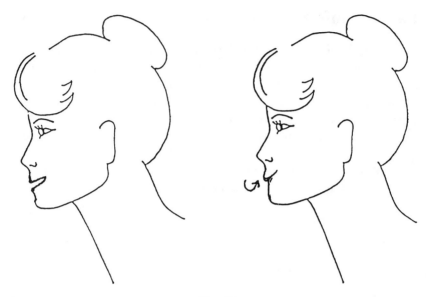

Fig. 35

Chaque fois que vous y pensez, appuyez votre langue à l'intérieur de la bouche vers la lèvre supérieure. Pressez fortement. Puis tracez un cercle vers la joue droite, vers le menton, vers la joue gauche et vers le dessous du nez. Répétez autant de fois que vous en avez envie, vers la droite puis vers la gauche. Les muscles du visage doivent s'opposer à la pression de la langue. Ceci termine vos exercices en beauté.

Une autre chose importante à considérer pour la musculature du visage en regard de sa tonicité et de son efficacité est de connaître certains éléments qui peuvent l'affecter.

Ces trois facteurs sont : • les médicaments,
                                      • l'alcool,
                                      • le sucre raffiné.

Certains médicaments, tels les relaxants musculaires et les antidépresseurs (valium, librium, etc.) restreignent l'efficacité des muscles et altèrent le tonus du visage. Toute drogue (légale ou illégale) a aussi ce même effet.

L'alcool a également un effet désastreux, surtout si on en prend régulièrement et quotidiennement. Sans aucun doute, vous avez déjà remarqué comment il est laborieux de parler distinctement après avoir ingurgité deux ou trois consommations, ou même plus.

L'alcool pris régulièrement affecte continuellement l'aspect de notre visage. Celui-ci devient flasque et mou. Vous connaissez certainement quelqu'un de votre entourage qui présente cet aspect si caractéristique du buveur impénitent!

Enfin, le sucre raffiné, cette matière inerte issue de transformations excessives, affecte directement la force de nos lèvres en plus de causer du tort à nos dents et à notre organisme.

Si vous mangez du sucre raffiné, sous quelque forme que ce soit, des effets immédiats se font sentir sur la musculature du visage et de tout le corps. Aux États-Unis, des expériences ont été réalisées sur des milliers de gens afin de prouver qu'après avoir ingéré du sucre raffiné, ils ont ressenti une faiblesse musculaire décelable et concrète.

Nous croyons souvent nous donner de l'énergie en mangeant quelque chose de sucré, mais l'effet contraire suit quelques minutes plus tard. Que de méfaits ce sucre nous apporte, à tous les points de vue!

Faire des exercices quotidiennement, avoir une alimentation saine et se tenir loin de l'alcool et des médicaments (si possible) assurent non seulement un équilibre souhaitable pour notre organisme, mais cela est important pour toute notre musculature et en particulier pour notre visage. N'est-ce pas un aspect très intéressant de notre personne que de pouvoir présenter aux gens qui nous entourent un visage harmonieux dont nous sommes fiers?

Si nous nous aimons, et si nous nous sentons bien dans notre peau parce que nous sommes en forme, nous sourirons facilement. Et le sourire reste encore l'exercice le plus facile et le plus efficace pour entrer en communication avec les autres. Un visage sans sourire est comme une journée sans soleil!

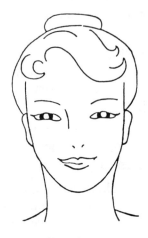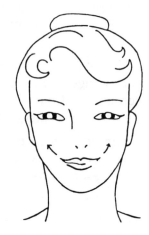

Fig. 36

Détendre tout son corps

Dans les cycles de la vie, on remarque le phénomène de l'alternance :

- Le jour alterne avec la nuit.
- La peine alterne avec la joie.
- L'action alterne avec la détente.
- Les exercices alternent avec le repos.

Par exemple, la détente du corps et de l'esprit s'ajoute agréablement à la Technique Nadeau. Vous retrouvez dans l'exercice II cette alternance : «effort» au moment où le corps s'étire dans la vague, et «repos» au moment où le corps se relâche.

La relaxation est l'antidote le plus direct de la nervosité et de la tension. La relaxation est aussi la source de la **pensée créatrice**. Rappelons-nous une citation de Cicéron : «Seul l'homme relaxé est vraiment créateur et les idées lui viennent comme l'éclair.»

Préparez-vous à vous relaxer en position allongée. Alignez votre colonne en poussant les talons le plus loin possible. Soulevez légèrement la tête du sol puis déroulez la nuque lentement sur le plancher. Ensuite, laissez-vous aller.

Essayez d'avoir quelqu'un pour vous lire le texte qui suit. Il doit être lu très lentement, avec des pauses fréquentes, afin de vous donner le temps d'assimiler les messages de détente qu'il contient.

«REPOSE-TOI»

Allongez-vous confortablement sur le dos, les yeux fermés, les bras le long du corps. Demeurez immobile, le visage décontracté, le corps relâché. Respirez lentement, écoutez votre respiration. Soyez calme, de plus en plus calme. Laissez-vous aller, oubliez qui vous êtes, oubliez où vous êtes, ayez la sensation que rien n'existe autour de vous; c'est le vide, il n'y a rien à l'exception de vous-même. Vous êtes seul; relaxez-vous, respirez lentement, calmement. Sentez-vous exister de l'intérieur. Dirigez votre pensée vers vos pieds. Prenez conscience de la vie qui bat en eux. Dites-leur mentalement : «Repose-toi, repose-toi, repose-toi.» Remontez dans vos jambes, voyez comme elles sont lourdes; elles pèsent sous le poids de la fatigue. Répétez-leur en en prenant bien conscience : «Repose-toi, repose-toi, repose-toi.» — (PAUSE) — Imaginez que vos jambes se détachent de votre corps, voyez-les s'éloigner très loin, de plus en plus loin. Laissez-les flotter dans l'espace, dans le vide où tout est calme, calme, calme.

Transportez maintenant votre pensée dans vos mains, ramenez dans vos mains toute la conscience que vous avez de vous-même, comme si c'était la seule partie de votre corps que vous perceviez. Laissez vos mains devenir molles, lourdes, très lourdes. Relâchez chacun de vos doigts, concentrez-vous sur le bout des doigts. Vous ressentirez peut-être un léger picotement — (PAUSE) — un engourdissement qui se propage dans vos mains comme une douce chaleur. — (PAUSE) — Répétez mentalement : «Repose-toi, repose-toi, repose-toi.»

Remontez dans vos bras jusqu'aux épaules; vos bras sont lourds, très lourds. Ils pèsent comme du plomb; ils sont tellement lourds qu'ils se détachent de vos épaules. Ils glissent vers l'espace, dans un vide infini. Ils flottent dans le cosmos, où réside la paix, la paix, la paix. — (PAUSE) — Respirez lentement. — (PAUSE) —

Ramenez doucement votre pensée vers votre abdomen. Voyez les viscères qu'il contient. À chaque respiration, sentez-les s'affaisser lourdement. Redites-leur sur le rythme de votre respiration; «Repose-toi, repose-toi, repose-toi.»

Remontez vers la partie supérieure de votre abdomen où se trouve le plexus solaire. C'est là où se logent parfois tant de crispations. Déliez les filets de ce centre nerveux. Libérez l'énergie que vous y gardez prisonnière. Dites intérieurement, en pensant à des liens qui se relâchent : «Repose-toi, repose-toi, repose-toi.» Respirez de plus en plus profondément (entendre les respirations). Vos poumons se gonflent d'air et s'affaissent paisiblement. Ils rappellent le mouvement des vagues qui montent et descendent, libérées par le rythme de votre respiration. Dites à vos poumons : «Repose-toi, repose-toi, repose-toi.»

Pensez à votre coeur. Son rythme est lent, il est au repos. Imaginez une flamme qui brille à l'intérieur de votre coeur. Ravivez cette flamme, sentez sa chaleur se répandre dans votre poitrine : «Repose-toi, repose-toi, repose-toi.»

Concentrez-vous sur votre gorge au niveau de la pomme d'Adam. Sentez l'air y circuler librement quand vous respirez. — (PAUSE) — Libérez toute tension, toute angoisse dans cette région. Détendez les muscles du cou : «Repose-toi, repose-toi, repose-toi.» Remontez vers votre visage. Imprimez-y la douceur et la sérénité d'un enfant qui dort : «Repose-toi, repose-toi, repose-toi.»

Entrez à l'intérieur de vous-même dans votre cerveau. Voyez vos cellules cérébrales comme étant des millions d'étoiles endormies dans le ciel de votre esprit : «Repose-toi, repose-toi, repose-toi.» En vous, c'est le silence. Écoutez ce silence au plus profond de vous-même. — (PAUSE) — La paix et la quiétude circulent en vous. Vous êtes bien, agréablement bien. Ayez l'impression que votre corps devient vaporeux comme un nuage.

Voyez-le se transformer en nuage blanc. Sentez-vous flotter dans l'espace, vers ce grand univers où le temps s'écoule inlassablement. — «REPOSE-TOI, REPOSE-TOI, REPOSE-TOI.»

Ce texte est disponible sur cassette et est intitulé : «LE SOMMEIL ÉVEILLÉ», par Colette Maher.

CHAPITRE VIII

Les témoignages

Des milliers de personnes ont découvert dans la Technique Nadeau un système d'exercices des plus utiles au maintien et à la régénération du corps. Voici quelques témoignages sélectionnés parmi les centaines que nous possédons dans nos dossiers.

«Je vivais avec les inconvénients qu'amène une descente de la vessie. Après 10 mois d'exercices avec la Technique Nadeau, l'opération qui s'annonçait devenait hors de question. J'avais aussi des problèmes au niveau cervical. Mes difficutés sont complètement disparues.»

HUGUETTE BOLDUC BENOÎT

«Je faisais de l'arythmie et je devais prendre des pilules rythmodan (cardiorégulateurs) à vie. La situation se détériorait de plus en plus : problèmes d'intestins, d'estomac, de sommeil, de stress, etc. Je mesure 5 pi 10 po et mon poids était 175 livres (80 kilos). Après avoir pratiqué la Technique Nadeau, j'ai perdu 30 livres (13,6 kilos). J'ai par la suite passé deux tests à l'effort et mon cardiologue décida d'interrompre toute médication, sans comprendre ce qui se passait. Aujourd'hui, je suis parfaitement bien, j'ai la certitude d'avoir rajeuni, et j'ai offert à mon cardiologue le livre de Colette Maher *Rajeunir par la Technique Nadeau.*»

ANDRÉ LACASSE

«J'ai appris la Technique Nadeau même si je n'avais pas de problèmes physiques particuliers. Grâce à la Technique Nadeau, je désire vieillir en bonne santé et m'empêcher de devenir trop sédentaire. Prévenir plutôt que guérir. À 60 ans, je me prépare à vivre jusqu'à 120 ans.»

J. P. TESSIER
Montréal (Qc)

«Je ne désire pas rajeunir, car je suis jeune. Mais je me suis décidé à apprendre la Technique Nadeau après avoir vu les bienfaits que cette technique a apporté à mes parents qui la pratiquent depuis deux ans. Ce qui me motive, c'est de voir comment mes muscles se développent. J'ai fait des poids et haltères pendant des années et je n'ai jamais eu des résultats comme maintenant.»

PIERRE BLAIS
Montréal (Qc)

«J'ai découvert la Technique Nadeau en novembre 1988. J'avais très mal au dos depuis 1983 : nerf sciatique, perte de sommeil à cause du mal de cou et des douleurs au bas du dos. Le moral était à plat. La Technique Nadeau était mon dernier recours. Aujourd'hui, je crois à un miracle. Je ne passe pas une journée sans pratiquer la Technique Nadeau. Il faut le vivre pour le croire. Je remercie le ciel d'avoir connu cette merveilleuse technique.»

DENISE MUNGER
La Tuque (Qc)

«C'est avec un grand désir d'améliorer ma santé que j'ai abordé la Technique Nadeau. Voici quelques effets que j'ai ressentis. Mes muscles se sont raffermis. J'ai perdu quelques kilos. Je dors mieux. Je travaille plus longtemps sans fatigue et je digère mieux. Ce qui est merveilleux, c'est que j'ai le cerveau plus clair dans mon travail lorsque j'écris. À mon sens, la Technique Nadeau est indispensable. Tous devraient la pratiquer, surtout au tournant des âges.»

MARIE-CÉCILE DIONNE
Montréal (Qc)

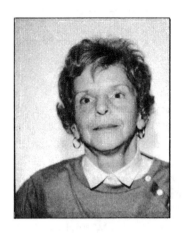

«Ayant été victime de la poliomyélite dans mon jeune âge, j'ai toujours ressenti une douleur à la jambe gauche, là où la maladie s'est manifestée. Après deux mois de pratique des exercices Nadeau, ma douleur a complètement disparu et je ressens davantage d'énergie dans ma jambe. Je me considère très chanceuse d'avoir connu cette technique. Maintenant, je suis professeur diplômé de la Technique Nadeau et j'aide d'autres personnes handicapées à retrouver le plaisir d'être bien dans leur corps.»

REINE PERREAULT

«Je souffrais d'anxiété et d'insomnie, et je faisais des crises d'angoisse. Je prenais des médicaments pour mes nerfs depuis 30 ans. Je manquais de confiance en moi. Je commençais à faire un peu d'arthrite dans les mains. Après cinq mois de pratique avec la Technique Nadeau, j'ai perdu toute douleur arthritique dans les mains, je ne souffre plus d'anxiété ni d'angoisse, et je dors d'un sommeil réparateur.»

LUCILLE CAYER
Montréal (Qc)

«Étant sédentaire et souffrant d'embonpoint, je cherchais pour me mettre en forme des exercices ni trop violents ni trop exigeants. Je me suis procuré le livre de la Technique Nadeau et j'ai suivi un cours complet avec un professeur. Je fus emballée et fière de moi, car tous les autres cours que j'entreprenais je les abandonnais. Dès les premiers exercices, j'ai senti un bien-être immense et une volonté d'acquérir une

111

meilleure santé. La seule chose que je regrette, c'est de ne pas avoir commencé plusieurs années auparavant.»

SUZANNE MARCOTTE
Montréal (Qc)

«Je suis artiste peintre et j'ai 71 ans. Depuis quatre ans et demi, je pratique la Technique Nadeau. Cette technique a transformé mon corps d'une façon incroyable. Ma poitrine s'est développée, mon ventre est devenu ferme et j'ai la démarche d'un jeune homme. Je portais des lunettes depuis 25 ans et il est rare que je les utilise maintenant.»

RENÉ ST-JEAN, P.S.C
Waterloo (Qc)

«En moins de huit mois, j'ai subi six opérations chirurgicales, trois à Valleyfield et trois à l'Hôtel-Dieu de Montréal. Voici mon rapport médical:

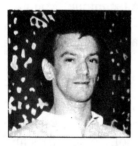

— adénocarcinome de sigmoïde perforé
— abcès intra-abdominal et de la paroi
— asthénie chronique
— dermite eczémateuse
— asthme (devenu emphysème)
— colostomie transverse
— sigmoïdectomie

«J'ai persévéré dans la pratique de la Technique Nadeau pendant près de 10 ans. Aujourd'hui, je suis en santé, je mène une vie normale et heureuse et je n'ai plus besoin de remède.»

MAURICE BIRON

«La Technique Nadeau m'a apporté beaucoup de bienfaits autant sur le plan physique que sur le plan moral. J'étais affligée d'un torticolis qui revenait constamment au moindre refroidissement. J'avais aussi une scoliose et des douleurs au bas du dos. Les traitements conventionnels n'ont pu soulager mon mal. Alors, je suis allée vers la Technique Nadeau. Depuis ce temps, je me porte merveilleusement bien. Cette technique m'a apporté force, énergie et souplesse. Je remercie de tout mon coeur la Technique Nadeau de m'avoir remise en santé.»

MARIE-JEANNE D. ÉTHIER
St-Mathieu-de-Beloeil (Qc)

«Mes intestins étaient paresseux. Je devais constamment utiliser des laxatifs. Maintenant que je pratique la Technique Nadeau, mes intestins fonctionnent naturellement tous les jours; je ne souffre plus de constipation. De plus, j'avais beaucoup de difficulté à digérer; mon estomac me causait bien des problèmes. Aujourd'hui, ma digestion est parfaite, j'ai du plaisir à manger et non de la crainte comme auparavant. J'ai meilleur appétit.»

N.B.

«La Technique Nadeau, c'est le plus beau cadeau qu'on pouvait m'offrir pour mon 30e anniversaire de mariage. Grâce à cette technique, j'ai amélioré ma circulation sanguine, ma taille s'est affirmée, j'ai perdu 6 kilos et j'ai beaucoup plus de résistance au travail. Bravo à cette technique!»

NOËLLA DENIEL
St-Isidore (Qc)

«À la suite d'une phlébite, je portais de longs bas de soutien depuis cinq ans. Grâce à la Technique Nadeau, ma condition s'est améliorée et mon médecin m'a permis de réduire le port de mes bas. J'en suis ravi.»

P.-A.R.

«Je suis atteint de sclérose en plaques depuis 25 ans. Il y a deux ans et demi environ, j'ai décidé de suivre le cours de la Technique Nadeau. Depuis, j'ai un meilleur équilibre et une plus grande endurance dans l'effort. Bref, pour moi, la Technique Nadeau est un merveilleux instrument de réadaptation physique. Elle rend ma vie plus belle, plus ''normale''.»

JACQUES VERRET
Beauport (Qc)

«Le cas de Monsieur Nadeau me paraît tellement phénoménal que je le compare à certains êtres exceptionnels tout comme le fut Helen Keller. Je recommande sa technique, car elle est d'une rare perfection et les résultats qui en découlent sont hautement louables. Si les gens d'aujourd'hui la pratiquaient, les générations futures ignoreraient les méfaits de la vieillesse.»

HAU NGUYEN

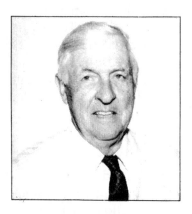

«J'éprouvais de la difficulté avec ma respiration et j'avais cinq ou six crises d'asthme par semaine. J'ai commencé à pratiquer la Technique Nadeau pour atteindre finalement les 1 200 mouvements en 20 minutes. Croyez-le ou non, trois semaines plus tard, je jouais au golf en tirant ma voiturette sur tout le parcours.»

HENRI ALEXANDRE

«J'avais des problèmes respiratoires, j'étais victime d'éva-nouissement et j'ai dû subir une intervention chirurgicale à coeur ouvert. On a remplacé une valve calcifiée par une pro-thèse. Mais j'avais commencé à regagner du poids. Grâce à la Technique Nadeau, j'ai éliminé 30 livres (13,6 kilos) superflues, et mes médicaments m'ont tous été enlevés, sauf un anticoagulant que je dois prendre pour le reste de mon existence. J'étais supposé demeurer avec un coeur hyper-trophié et, à chacune de mes visites, le médecin constate que mon coeur reprend sa taille normale. Mon coeur bat désor-mais au rythme d'une existence loin des soucis»

GUY CAMPBELL

«Ce qui est bon à propos des exercices de la Technique Nadeau, c'est qu'ils sont relativement faciles et, pour cette raison, les gens continuent de les pratiquer. Je les pratique presque régulièrement, environ 20 minutes chaque soir, et mon dos n'a jamais été mieux.»

IAN HAVEN, thérapeute

«Je suis pilote de ligne pour une très importante compagnie d'aviation canadienne. Je pratique régulièrement la Technique Nadeau depuis deux ans. Ma vue s'est considérablement améliorée, ce qui est de la plus haute importance dans ma profession. Les exercices de la Technique Nadeau me donnent plus d'énergie et de flexibilité. Je fais mes exercices partout où je me trouve, c'est tellement simple, pratique et efficace.»

MICHEL BERNARD

«Je n'ai pas manqué un seul jour mes 20 minutes d'entraînement intensif de la Technique Nadeau. J'étais un grand cardiaque et ma santé est maintenant meilleure qu'elle n'a jamais été depuis des années. Même la bronchite que je traînais depuis longtemps a disparu. Il va sans dire que j'ai laissé de côté toutes les pilules dont on m'avait accablé depuis mon infarctus. J'ai 74 ans; j'ai enseigné les exercices de la Technique Nadeau à mon ami, le Père Valérien. Il a 80 ans bien comptés, c'est dire qu'il n'est jamais trop tard pour se refaire une jeunesse.»

Mgr MARCEL GÉRIN, P.M.E.
Évêque émérite du Honduras

«J'ai connu la Technique Nadeau il y a cinq ans grâce à un de mes patients. Depuis ce temps, plus j'étudie les fondements de cette technique, plus sa valeur pour le développement de la santé totale m'émerveille. Je la recommande à tous.»

Dr CAMILLE HÉBERT, D.C.

«J'avais entendu plusieurs bons témoignages sur la Technique Nadeau et je me disais qu'il faudrait bien que j'apprenne cette technique, mais je remettais toujours cela à plus tard. J'ai demandé conseil à mon médecin (une femme d'environ 45 ans) et elle me l'a fortement recommandée. J'ai finalement suivi un cours et j'en suis très fière. Mon médecin est bien contente que je me sois enfin décidée. Merci mille fois pour cette merveilleuse technique!»

MADELEINE BELLEAU
Montréal (Qc)

«J'enseigne l'éducation physique aux enfants. Je pratique le judo depuis 10 ans. Je suis très sportive et jamais aucune discipline physique ne m'a apporté autant de bien-être que la Technique Nadeau. Ce système est d'une telle perfection qu'il devrait être répandu au niveau de toute la population, tout comme le tai-chi en Chine ou le yoga en Inde.»

JACQUELINE TURCOTTE

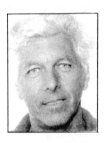

«J'ai eu un grave accident de travail : hernie discale au niveau cervical. J'étais ankylosé; j'avais de la difficulté à bouger la tête et le bras droit. On m'a suggéré une intervention chirurgicale, mais j'ai refusé. Par la suite, j'ai perdu toute mon énergie, j'avais beaucoup de difficulté à faire un travail, ma pression artérielle était devenue haute, mon cholestérol élevé, bref, je n'avais plus le goût de vivre. J'ai vu Monsieur Nadeau pratiquer ses exercices à la télévision. J'ai alors commencé à prendre des cours et à pratiquer la Technique Nadeau. En quatre mois d'exercices, j'ai perdu 22 livres (10 kilos), j'ai retrouvé ma flexibilité et j'ai retrouvé la joie de vivre.»

YVON CAISSY

«Déclaré asthmatique depuis six ans, je devais utiliser deux fois par semaine un compresseur avec masque à oxygène pour dégager mes voies respiratoires. C'est mon épouse qui m'a persuadé d'essayer la Technique Nadeau, car cela avait résolu ses problèmes d'arthrite et de palpitations. Depuis un an, je fais mes exercices de Technique Nadeau et je ne me suis pas servi de mon masque à oxygène depuis six bons mois. Je ne peux faire autrement que de conseiller à tous cette technique. Moi, je m'en suis fait une règle de vie.»

JACQUES GROLEAU
Montréal (Qc)

«Depuis que je pratique la Technique Nadeau chaque matin, je vois une amélioration de mon système digestif qui était toujours paresseux. Il y aussi un changement au niveau de mes jambes qui sont plus fermes. J'ai beaucoup moins de cellulite.»

DENISE CHAPUT
Ville St-Laurent (Qc)

«J'ai fait du ballet pendant 10 ans, puis de l'acrobatie, des poids et haltères, et je suis devenue professeure de natation. Mais un malheureux accident m'a coûté sept années de ma vie, allant du manque de coordination de mes mouvements à une très grande incapacité. Après une longue rééducation, j'ai appris la Technique Nadeau. Grâce à cette méthode, j'ai réussi à redonner vie à mon corps et, par le fait même, à mon esprit puisque mon problème de santé était devenu pour moi insupportable.»

MONIQUE FRECHETTE
Ste-Thérèse (Qc)

«La Technique Nadeau m'a permis d'éliminer mes maux de tête et de dos. C'est mon physiothérapeute qui m'a recommandé la Technique Nadeau. Pour moi, le cours de Technique Nadeau est quelque chose de miraculeux.»

MICHELLE FORTIN
Montréal (Qc)

«Pendant 12 ans, j'ai souffert d'une maladie appelée «spondylite ankylosante». C'est un genre d'arthrite qui ankylose la colonne vertébrale en soudant petit à petit les vertèbres. Les spécialistes m'ont prescrit des anti-inflammatoires qui ont soulagé mes douleurs mais qui ont provoqué en même temps des effets secondaire graves. J'ai tout essayé sans grands résultats jusqu'à ce que je découvre la Technique Nadeau. Après six mois de pratique, j'arrivais à prendre moins de médicaments, et après deux ans, je n'en prenais plus.

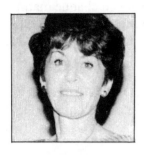

«Chaque année, on me prend des radiographies, et chaque fois, on constate une régression de la calcification de mes ligaments. Mon radiologue est très surpris des résultats, étant donné que la spondylite ankylosante est une maladie qui progresse toujours et ne régresse jamais. Tous mes muscles se sont renforcés, mes fonctions digestives sont devenues normales et j'ai retrouvé mon énergie et ma joie de vivre. Après ces résultats, mon radiologue a l'intention de prendre lui-même le cours de Technique Nadeau. Quant à moi, j'enseigne présentement cette technique et j'essaie à mon tour d'aider les autres.»

BRIGITTE RYSER

«Depuis huit ans, je souffrais de maux de dos. J'ai suivi toutes sortes de traitements qui me soulageaient pendant un ou deux jours. Mais les maux de dos reprenaient toujours. Dès la première semaine de pratique de la Technique Nadeau, mes maux de dos ont diminué. Après quatre semaines de pratique, mes maux avaient disparu.»

DANIEL BRICAULT
St-Jean-sur-Richelieu (Qc)

«Je ne m'habille jamais le matin sans avoir fait mes exercices de la Technique Nadeau. Voici le résultat : meilleure respiration, bon sommeil, disparition des migraines, des engourdissements aux mains, aux bras et aux jambes. Ma tension artérielle s'est normalisée. J'ai plus d'autonomie et de vigueur, j'ai repris mes activités telles que le golf, le tennis, la danse et je fais seule de grands voyages.»

LISE LAFOND
Montréal (Qc)

«J'ai 24 ans, très sportif. Je me suis inscrit à un cours de Technique Nadeau pour améliorer mes performances en danse, plus spécifiquement en ballet classique. Je fais les exercices de la Technique Nadeau chaque matin à 5 heures, en me levant. Ceci me procure une vitalité incroyable. Même mes collègues de travail l'ont remarqué. Une autre chose intéressante, ces exercices raffermissent mes muscles abdominaux. Enfin, mes articulations «craquent» moins et surtout me font moins souffrir lorsque je leur impose des mouvements inhabituels. Merci pour tous ces bienfaits.»

JEAN-FRANÇOIS BOYER
Montréal (Qc)

«À l'automne 1985, quelques patients m'ont parlé spontanément de la Technique Nadeau comme explication à leur mieux-être. Ma curiosité fut piquée : je me rappelais cette entrevue télévisée de Colette Maher avec ce grand gaillard, Monsieur Henri Nadeau, quelques années auparavant. Je le voyais en grande forme malgré son âge avancé, souple, coordonné, harmonieux, tambourinant sur sa cage thoracique pour montrer la solidité de sa musculature. Apprenant la parution du livre de Colette Maher, *Rajeunir par la Technique Nadeau,* je dévorai littéralement ce bouquin et, de là, naquit mon enthousiasme pour la Technique Nadeau.

«Tous les jours, je voyais à mon cabinet plusieurs patients qui présentaient des problèmes médicaux pouvant être réglés ou, du moins, améliorés par une approche non médicamenteuse comme la Technique Nadeau. Étant devenu moi-même un adepte de cette technique, j'en ressentais personnellement les effets bénéfiques : regain d'énergie, assouplissement musculaire, meilleure tolérance à l'effort, etc. Je désirais en faire profiter tous ces patients.

«Mon épouse, constatant mon mieux-être et mon désir de le communiquer, s'intéressa à la Technique Nadeau, d'abord comme élève et ensuite comme professeur. De là, commença une expérience fort enrichissante : nous avons formé des groupes de 10 à 12 patients intéressés par cette approche et nous leur avons communiqué notre enthousiasme pour cette gymnastique douce que constitue la Technique Nadeau.

119

«Je dois vous parler surtout de ce premier groupe, formé de gens dont l'âge variait de 60 à 74 ans, la plupart atteints de maladies cardiaque, circulatoire ou articulaire. Toutes les semaines, pendant huit semaines, nous avons pu constater leur cheminement vers un mieux-être et surtout leur grand espoir d'améliorer leur état de santé.

«Le recul n'est pas encore énorme, mais plusieurs de ces patients qui sont demeurés des indéfectibles de la Technique Nadeau ont vu un changement dans leur condition physique et mentale. Je pense en particulier à ce patient de 78 ans, cardiaque sévère, ayant eu déjà plusieurs infarctus, angineux, diabétique, à demi paralysé de son membre supérieur droit par suite d'une thrombose cérébrale, survenue quelques années auparavant. Ce patient ne bougeait plus; au moindre effort, il devait utiliser de la nitro sublinguale, environ 10 à 15 comprimés par jour. Il ne sortait à peu près plus de la maison, et sa seule préoccupation était d'avaler quotidiennement la trentaine de comprimés de ses différents médicaments.

«Il fut difficile de le convaincre d'assister aux cours. Finalement, il est venu en compagnie de son épouse. Lors des premières séances, malgré le rythme lent et progressif des exercices et les nombreuses pauses, il devait s'asseoir au moins de 40 à 50 minutes sur une période d'une heure et utiliser sa nitro sublinguale à tout moment. Puis lentement, sa tolérance à l'effort s'est intensifiée à tel point que, huit semaines plus tard, il pouvait suivre le groupe sans s'asseoir ni utiliser de nitro.

«Il y a maintenant plusieurs mois qu'il est un adepte de la Technique Nadeau; je le revois régulièrement en consultation. Sa consommation de médicaments a diminué de moitié et son diabète est mieux contrôlé; nous avons pu diminuer sa dose d'hypoglycémiant oral. Il a recommencé à marcher à l'extérieur, et au niveau de ses membres inférieurs, qui étaient le siège de lésions cutanées en raison d'une circulation périphérique déficiente, nous avons vu apparaître des courants rosés au lieu de ces lésions noirâtres et desséchées.

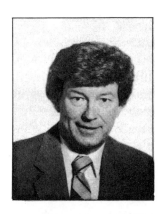

Le patient lui-même nous l'a fait remarquer. Ce n'est qu'un exemple parmi d'autres mais tous ont vu une amélioration et surtout ont trouvé un immense espoir d'en arriver à des résultats encore plus marqués avec le temps.

«La Technique Nadeau est essentiellement une gymnastique douce et dynamique. De par leur intensité, les exercices produisent une stimulation de tout le système circulatoire et ils entraînent un massage répétitif des artères, si vulnérables à l'artériosclérose. Quant à la tolérance cardiaque à l'effort, elle est assurée par le rythme lent, progressif et harmonieux des exercices Nadeau, ce qui les rend d'ailleurs accessibles à tous.

«La Technique Nadeau favorise la libération de l'énergie au niveau des différents plexus, surtout au niveau du plexus solaire, le cerveau abdominal. Mettant à contribution la mobilisation de toute la colonne vertébrale, de toute la musculature et de toutes les articulations du corps humain, elle permet le développement d'une résistance et d'une souplesse musculaire et articulaire incroyable.

«Les effets bénéfiques de la Technique Nadeau, nous les découvrons tous les jours, mais ne pouvons les connaître et les apprécier qu'au prix de cette discipline quotidienne, exigée par la pratique assidue des exercices. Mais quel passeport vers le bien-être, vers la santé, vers la vie!»

Dr JEAN-MARIE FOURNIER,
Médecin

Une longue liste de témoignages pourrait s'ajouter à celle-ci, tous plus convaincants les uns que les autres. Les gens qui commencent à pratiquer la Technique Nadeau découvrent souvent un nouveau monde d'intérêt. En même temps que le corps se délie, une ouverture d'esprit s'opère. Par exemple, un couple de gens âgés s'est inscrit à des cours d'alimentation végétarienne ainsi qu'à la méditation. Ils se sont créé des centres d'intérêt dans divers domaines. Ce sont des gens sociables et leur compagnie est agréable. Ce ne sont pas de vieilles personnes ternes qui ne parlent que de leurs maladies et se complaisent à les raconter. Au contraire, ils sont souriants, enjoués; ils ont du plaisir à vivre.

Trop de gens cessent de pratiquer une activité sous prétexte qu'ils ne sont plus jeunes. Bien au contraire, le fait de prendre de l'âge est une raison de plus pour s'activer physiquement. Le Canada a une population qui vieillit rapidement. Plus de 3 000 000 de personnes sont âgées de 65 ans et plus. Les gens âgés ne devraient pas être considérés globalement comme un groupe improductif à la remorque de ceux et celles qui travaillent. Ils ont le devoir de se maintenir actifs et en santé le plus longtemps possible. Chacun choisit la vitesse à laquelle son corps s'use. Le prochain pas à faire ne serait-il pas de «prendre en main sa propre santé» au lieu d'en remettre la responsabilité aux autres? Je respecte ceux et celles qui ont vraiment besoin de la collaboration d'autrui, mais je m'adresse aux gens qui pourraient s'aider davantage eux-mêmes, et ils sont légion!

La qualité de notre vie dépend de nous. C'est nous qui devons veiller sur notre santé en pratiquant quotidiennement nos exercices et en adoptant une saine discipline de vie. Ainsi, nous aurons contribué à former une société de moins en moins dépendante des systèmes en place.

CHAPITRE IX

La sexualité et la Technique Nadeau

Aucune des saisons de la vie n'est à l'abri des problèmes sexuels et plusieurs individus en connaissent la détresse, malgré toute l'information dont nous disposons actuellement. Mais, en général, c'est avec l'âge que les problèmes de la sexualité deviennent plus aigus.

S'ils sont de différents types, le plus fréquent est une baisse de l'intérêt pour l'activité érotique et une diminution significative de la fréquence des rapprochements sexuels entre partenaires. Il en découle souvent de grandes frustrations dans le couple, un éloignement sentimental et l'impression que la vieillesse, inéluctable, réclame de plus en plus cruellement ses droits. D'autres problèmes sont également fréquents, comme l'impuissance complète ou partielle, l'éjaculation précoce ou tardive, la frigidité.

Bien sûr, il serait illusoire de croire qu'on puisse avoir à 70 ans, ou même à 50 ans, une vie érotique aussi active que pendant notre «folle jeunesse». Mais les études cliniques les plus dignes de foi, et de nombreux exemples vivants ont démontré hors de tout doute que l'homme et la femme pouvaient conserver une vie sexuelle active et épanouissante jusqu'à un âge très avancé.

Quel est le secret de cette longévité sexuelle qui se conjugue d'ailleurs en général avec joie de vivre et équilibre? Il y a une foule de facteurs importants dont le premier est sans doute une bonne santé générale, tant physique que psychologique. Selon le Dr E. Michael Molnar, chirurgien bien connu de Los Angeles et spécialiste des méthodes de rajeunissement, l'attitude est un facteur déterminant dans la longévité d'un individu. Cette attitude implique notamment la notion d'amour et de sexe.

123

L'amour et le sexe sont nécessaires à une vie longue et heureuse. Les gens, affirme le Dr Molnar, qui atteignent un âge avancé tout en demeurant vigoureux ont généralement une vie sexuelle également vigoureuse.

Il y a aussi les habitudes alimentaires qui agissent sur la sexualité. La meilleure habitude étant, en ce cas, une frugalité qui ne laisse que fort rarement la place, sauf pour les «occasions», aux excès. Car les individus qui se laissent aller trop allégrement aux plaisirs de la table et souffrent d'un embonpoint important voient en général, à plus ou moins long terme, leur énergie sexuelle compromise.

En outre, la capacité d'affronter et de surmonter les problèmes de la vie, de gérer le stress et de rester détendu contribue grandement au maintien d'une bonne sexualité.

Devant la diminution de la capacité érotique de plus en plus accusée avec les années, les individus utilisent toutes sortes de moyens dont les vertus sont plus ou moins démontrées : gelée royale, huîtres, ginseng, gouttes, salade indienne, corne rhino pulvérisée, et j'en passe. Ces «remèdes» ne sont pas nécessairement dépourvus complètement d'efficacité, dont la principale est tout simplement psychologique (mais c'est tout de même déjà ça de pris). Cependant, ils ne règlent pas vraiment le problème et ne ramènent pas l'ardeur des vingt ans, beaucoup s'en faudrait! Alors, quel est le secret?

Les études scientifiques mènent toutes à la même conclusion : la véritable fontaine de Jouvence, c'est tout simplement l'exercice. Selon les recherches de Lawrence Katzman, docteur en sexologie, les exercices sont la meilleure prescription aux problèmes de l'impuissance. Mais quelle sorte d'exercices faire pour retrouver son ardeur perdue? Est-on condamné à courir 10 kilomètres tous les jours?

Le groupe Sage, animé par Ken Dychtwald, a expérimenté sur des personnes âgées un mouvement qui a libéré leur énergie sexuelle et leur a permis de retrouver une vitalité qu'elles croyaient perdue. L'exercice consistait à faire quotidiennement des rotations du bassin, de façon semblable à la Technique Nadeau. Les résultats furent étonnants et les partenaires ont redécouvert une intimité qui a enrichi leur vie et raffermi leur union.

La Technique Nadeau est donc l'exercice idéal dans votre lutte pour un mieux-être et une plus grande jouissance de la vie. Elle vous gardera jeune de coeur et de partout! Plusieurs adeptes de la Technique Nadeau reconnaissent son efficacité sur le plan sexuel et en sont ravis. Voici quelques témoignages :

«Je suis plus ouvert à la vie, mon moral est meilleur. Je sens un nouvel élan sur le plan sexuel. Je pratique mes exercices avec mon épouse et après nous vivons des moments d'extase qui nous comblent totalement. Nos exercices sont un prélude à l'amour. Il s'est installé en nous une joie, une communication, un bien-être jusque-là insoupçonnés. Je recommande vivement la Technique Nadeau à tous les couples.»

JOSEPH PLANTE
Pédagogue et professeur

«Pendant 16 ans, je suis demeuré en abstinence sexuelle, à cause de la maladie. Grâce à la Technique Nadeau, j'ai retrouvé ma santé et mon énergie sexuelle est à son mieux.»
MAURICE BIRON

«À l'âge de 48 ans, j'avais perdu le goût de la sexualité. Je suis demeuré cinq ans sans aucune activité sexuelle. Avec la pratique de la Technique Nadeau, j'ai découvert que, graduellement, ma vitalité affective a repris son cours normal. Cette technique m'a rajeuni et a changé ma vie.»
FADE TOHME

«Avec la pratique de la Technique Nadeau, j'ai traversé ma ménopause sans aucun problème. Je me sens merveilleusement bien. Pourtant, j'avais de graves difficultés avec mes menstruations auparavant. Je ne prends pas d'hormone. Ma sexualité s'est grandement améliorée.»
MARIE-CLAUDE CLÉMENT

CHAPITRE X

Les découvertes du docteur Reich

Wilhelm Reich, psychiatre, ami et collaborateur de Freud, est né en Autriche le 24 mars 1897. Il a émigré aux États-Unis en 1939*.

Nous croyons que certaines découvertes du docteur Wilhelm Reich sont des outils précieux pour la compréhension des mécanismes par lesquels la Technique Nadeau génère autant d'effets positifs sur la santé physique, psychique et sexuelle.

La découverte du réflexe de l'orgasme

Avec l'avènement de la théorie psychanalytique, la sexualité est devenue un champ d'investigation important pour la compréhension de l'être humain, et c'est par ses observations cliniques que Reich établit un lien entre la santé psychique, physique, sexuelle d'un individu, et la capacité orgastique, c'est-à-dire la capacité au moment de l'acmée de s'abandonner aux contractions musculaires involontaires et rythmiques qui, comme une vague, traversent le corps pour libérer les tensions sexuelles accumulées. Il donne aux mouvements harmonieux du corps, qui alternent entre la tension et la relaxation, le nom de «réflexe orgastique». Il remarque que le corps tend alors à prendre une position d'abandon, c'est-à-dire que la gorge tend à se rapprocher du pubis (extrémités du système digestif), la tête bascule vers l'arrière.

La sensation de plaisir perçue au moment de l'orgasme fait place ensuite à une sensation de bien-être et de plénitude.

* A Personnal Biography, Ilse Ollendord Reich.

127

Il est important de noter que ce mouvement involontaire décrit par Reich est plus apparent au moment de l'orgasme, mais présent d'une façon continue et naturelle dans le corps de l'individu sain. Ainsi, par exemple, il est facile de bien le visualiser à travers les mouvements qu'impriment au corps les éclats de rire.

Une énergie vitale

Le réflexe orgastique est la manifestation et l'indication d'un libre déplacement longitudinal à travers le corps d'une énergie biologique que Reich a nommée «orgone» (Fig. 37). Cette énergie est véhiculée par les fluides du corps (sang, lymphe, liquides interstitiels). Le libre mouvement de ces fluides devient une source d'émotion et leurs déplacements du centre du corps vers la périphérie peut engendrer des sensations de plaisir et de chaleur, tandis que des sensations de froid et d'angoisse seront perçues dans leur mouvement inverse. Les expressions «se consumer d'amour» et «frissonner de peur» illustrent bien notre perception émotionnelle et physique des mouvements de ces fluides.

Les anneaux de Reich

Reich a découvert que les tensions musculaires chroniques réduisent ce flux d'énergie vitale et font disparaître le réflexe orgastique, causant des effets néfastes sur le plan physique et sexuel. Ces contractions inconscientes de groupes musculaires fonctionnent par segments, au niveau du torse, du cou ou de la tête, et perpendiculairement au tronc (Fig. 37). Il a identifié sept segments musculaires ou «anneaux».

Le premier segment, l'oculaire, comprend les muscles du front et des yeux. C'est le site d'expressions telles que la frayeur, les pleurs et la gaieté.

Vient ensuite le segment «oral» qui regroupe les muscles du menton, de la gorge, de l'occiput et des lèvres. C'est le site d'expression correspondant aux envies de pleurer, de mordre, de sucer, de rire et de vociférer.

«SEGMENTS» OU «ANNEAUX» DE REICH

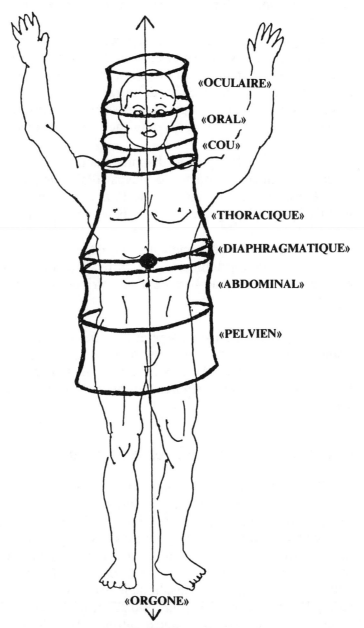

«OCULAIRE»

«ORAL»

«COU»

«THORACIQUE»

«DIAPHRAGMATIQUE»

«ABDOMINAL»

«PELVIEN»

«ORGONE»

**Sens de déplacement des
fluides et de l'énergie**
Du centre vers la périphérie (plaisir)
Fig. 37

Le troisième segment, le cervical, comprend les muscles du cou et de la langue. Il peut servir à réprimer les pleurs et la colère.

Le quatrième segment, le «thoracique», le plus imporant d'après lui, peut avoir des effets sur la respiration. Il regroupe des muscles des épaules, du thorax et du dos. C'est le site de la maîtrise de soi, de la retenue, de la rage, des crises de larmes, des sanglots et de la nostalgie. Les bras et les mains qui se rattachent à ce segment servent à exprimer les émotions.

Vient ensuite le segment «diaphragmatique», important aussi, puisqu'il englobe l'estomac, le plexus solaire, le pancréas et le foie. C'est le site du plaisir ou de l'angoisse. On voit déjà les implications pathologiques d'un spasme de ce segment.

Le sixième, l'«abdominal», comprend les muscles de l'abdomen et de la région lombaire. Reich parle peu de ce segment, mais nous croyons que l'on peut lui attribuer des effets sur la digestion.

Le segment «pelvien», septième et dernier segment, a une grande importance, puisqu'il comprend toute la musculature du bassin et des organes génitaux. C'est le site de la sexualité et de la reproduction. Les membres inférieurs sont solidaires de ce segment.

Carapaces caractérielle et musculaire

Reich affirme que la contraction chronique des segments découle de comportements appris lors de la petite enfance, lorsque la spontanéité enfantine se heurte à l'éducation, aux peurs et aux tabous. Il nomme ces attitudes psychiques rigides «carapace caractérielle», et «carapace musculaire» les attitudes physiques qui s'y rattachent. Ce terme de carapace fait allusion à un bouclier qui protège des sensations internes ou externes de plaisir ou d'angoisse, parfois sources de conflits émotionnels. Nous ajouterons, pour notre part, que d'autres facteurs importants, tels le stress constant, les mauvaises habitudes de vie ou les traumatismes physiques et psychologiques, sont aussi de possibles causes de tensions chroniques.

Répercussions physiologiques

Il ne fait pas de doute pour Reich que, en plus des effets néfastes qu'il a observés sur le plan psychique et dans le vécu sexuel de ses patients, il existe un lien direct entre les spasmes chroniques des différents segments et de nombreuses maladies psychiques. Ce fait devient important, à notre avis, dans la compréhension des effets étonnants de la Technique Nadeau. Dans son volume *L'Analyse caractérielle**, par exemple, il fait le lien entre la dilatation chronique du thorax et l'hypertension, des maladies cardiaques et l'emphysème. Plus loin, il affirme que la contraction chronique du segment diaphragmatique s'exprime par une lordose de la colonne vertébrale. De plus, il attribue au segment pelvien rétracté d'une façon chronique la constipation, le lumbago, de nombreux problèmes gynécologiques, aussi bien chez l'homme que chez la femme.

Technique Nadeau et détente musculaire

On connaît la capacité de se régénérer que possède l'organisme. Mais pour que les mécanismes régénérateurs entrent en fonction, il est tout d'abord nécessaire que la ou les causes de la défectuosité soient éliminées. Il nous semble alors logique de croire que la dissolution des tensions musculaires chroniques entraînera, à plus ou moins long terme, la disparition des malaises qu'elles avaient engendrés.

Parmi les nombreux effets bénéfiques générés par la pratique des exercices Nadeau, nous arrivons ici à l'objectif de tout notre propos. Mentionnons son efficacité à éliminer, d'une manière douce et progressive, les tensions musculaires par la mobilisation naturelle et harmonieuse des muscles superficiels et profonds du torse, du cou et de la tête.

En somme, cette particularité de la Technique Nadeau de mobiliser le tronc et la tête dans chacun des trois mouvements, contribue à dénouer les sept anneaux de Reich.

Une autre caractéristique importante se retrouve dans le deuxième mouvement, nommé, à juste titre : la vague. Ce

---

* *L'Analyse caractérielle*, Wilhelm Reich, Paris, PBP, 1976.

mouvement ingénieux a le mérite de reproduire d'une façon volontaire, c'est-à-dire consciente, le mouvement ondulatoire du réflexe orgastique. Ceci, d'après Reich, est une façon de rétablir le réflexe orgastique involontaire ou inconscient, c'est-à-dire la puissance orgastique d'un individu.

Un troisième élément vient appuyer les deux autres et consolider leurs effets. C'est le mode respiratoire qui utilise l'expiration profonde en un long filet d'air (voir le chapitre sur la respiration). C'est le moyen le plus efficace, pour Reich, de produire le réflexe orgastique. Pas étonnant alors que la combinaison dynamique de ces trois éléments ait des répercussions bénéfiques sur le plan de la sexualité, de la santé physique et psychique. Les nombreux témoignages sont d'ailleurs là pour nous le confirmer.

CHAPITRE XI

La théorie de Reich rejoint l'ancienne théorie des yogis

Ce qu'il y a de fascinant avec la théorie de Reich, si bien résumée par le sexologue Roger Leduc, c'est qu'elle rejoint la très ancienne théorie des yogis. De quelle manière? C'est ce que nous allons démontrer très succintement.

Les sages anciens expliquent qu'il existe, pour ainsi dire, une anatomie occulte de l'homme. Pourquoi dit-on qu'elle est occulte? Tout simplement parce qu'elle est invisible, non seulement à l'oeil nu, mais aussi à l'investigation microscopique. Cette théorie veut qu'il existe en tout homme un autre corps, le corps occulte, qui est constitué de sept centres principaux que l'on appelle les cha-kras (voir le diagramme qui illustre cette anatomie secrète de l'homme). (Fig. 11 et Fig. 38)

Ces chakras invisibles ont une correspondance dans l'anato-mie visible de l'homme. Le chakra inférieur est localisé à la base de la colonne vertébrale au plexus coccygien, tandis que le chakra supérieur est situé au sommet de la tête. Dans le chakra inférieur, il est dit que sommeille une énergie très puissante appelée «kun-dalini». Cette énergie, qui est l'équivalent de la force sexuelle, ou force de vie, peut être éveillée et activée grâce à différentes pratiques : par exemple, la méditation, la respiration, les exerci-ces yogiques. Lorsque cette énergie est éveillée, elle monte le long de la colonne vertébrale à travers deux canaux subtils appelés *ida* et *pingala* (ce sont deux mots sanscrits).

Les yogis consacrent leur vie entière à faire monter cette éner-gie si puissante de la base de la colonne vertébrale jusqu'au chakra

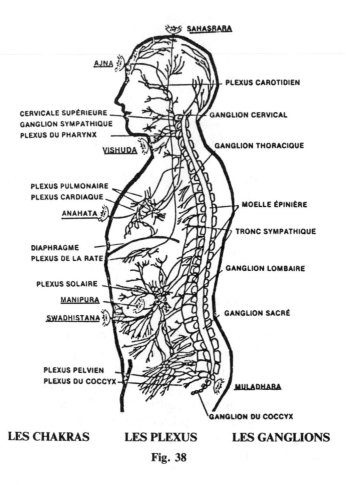

SAHASRARA

AJNA

PLEXUS CAROTIDIEN

CERVICALE SUPÉRIEURE
GANGLION SYMPATHIQUE
PLEXUS DU PHARYNX

GANGLION CERVICAL

VISHUDA

GANGLION THORACIQUE

PLEXUS PULMONAIRE
PLEXUS CARDIAQUE

ANAHATA

MOELLE ÉPINIÈRE

TRONC SYMPATHIQUE

DIAPHRAGME
PLEXUS DE LA RATE

GANGLION LOMBAIRE

PLEXUS SOLAIRE

MANIPURA

SWADHISTANA

GANGLION SACRÉ

PLEXUS PELVIEN
PLEXUS DU COCCYX

MULADHARA

GANGLION DU COCCYX

LES CHAKRAS   LES PLEXUS   LES GANGLIONS

Fig. 38

supérieur, car il est dit que l'homme ne peut atteindre son plein potentiel, le véritable bonheur, que lorsque cette puissante énergie traverse tous les centres et aboutit à sa destination finale.

En passant à travers les centres occultes, l'énergie de la kundalini les active et donne à l'homme de grandes potentialités, un regain d'énergie et de vie et, souvent, de grands talents artistiques ainsi qu'un pouvoir magnétique accru sur les gens. Plusieurs grands hommes d'État, des artistes, des écrivains, et en général la plupart des gens qui ont acquis la célébrité ont découvert, par hasard ou par l'étude, le secret de cette si puissante énergie vitale. C'est pour cette raison qu'ils fascinent en général le public et qu'ils ont tant de charme. Car cette énergie est l'énergie sexuelle convertie. Ces êtres ont réussi à utiliser et à faire circuler plus librement que la moyenne des individus, cette énergie de la kundalini.

Ce secret n'est pas l'apanage exclusif de quelques rares individus. Car, vous l'avez sans doute remarqué, les anneaux de Reich correspondent aux principaux chakras. Ce n'est pas un hasard. Les noms sont différents, sans doute, mais la réalité est la même. En activant ces centres, on fait circuler l'énergie qui est souvent bloquée dans le chakra inférieur. La Technique Nadeau ne fait pas autre chose. On a vu qu'elle agissait profondément au niveau de la colonne vertébrale. Par les mouvements de rotation du bassin et de la vague, elle active mystérieusement l'énergie de la kundalini et la fait lentement monter le long de la colonne vertébrale.

C'est la raison pour laquelle on éprouve rapidement une chaleur le long de l'épine dorsale, puis bientôt une sorte d'euphorie inexplicable, d'ivresse au niveau du cerveau. L'énergie de la kundalini, qu'on appelle aussi l'énergie du serpent, s'est déroulée et a monté jusqu'au cerveau. En faisant régulièrement les mouvements de la Technique Nadeau, on fait le plein de cette énergie, on lui ouvre pour ainsi dire le chemin du centre inférieur vers le cerveau. Et si l'on fait les exercices le matin, l'énergie circule plus librement toute la journée. Voilà l'explication occulte de ce rajeunissement mystérieux qu'éprouvent, au bout de quelque temps, les fervents adeptes de la Technique Nadeau

En revivifiant le cerveau, la kundalini réactive toutes les fonctions créactrices de l'individu. Celui-ci peut les utiliser à sa guise, pour mettre plus de fantaisie et de zeste dans sa vie, pour développer ses talents et accroître son charme personnel. Ce qui ne déplaira certes pas à son partenaire, actuel ou futur!

CHAPITRE XII

Régénérer son esprit

Afin de parfaire votre développement personnel, chaque jour, fortifiez votre cerveau. Renforcez-le de bonnes pensées. Aérez-le en laissant sortir la rancoeur, la déception et la dépression. Insufflez-lui le pardon, le courage et l'émerveillement devant la vie.

Voici une liste de pensées profondes et de quelques proverbes qui serviront à éclairer votre jugement, à éveiller de bons sentiments et à rehausser votre potentiel d'énergie. L'homme pense de la même façon qu'il est dans son coeur et dans son corps.

- On ne tire rien de l'amertume, c'est l'amour qui fait vivre. Un être sans amour marche à côté de sa vie. Il faut «tomber amoureux» avec la vie elle-même.

- Il ne faut jamais désespérer mais apprendre à nous maintenir à flot, lors même que tout sombrerait autour de nous.

- La brièveté de la vie donne de la valeur au temps. Perdre son temps à s'apitoyer sur son sort, c'est perdre sa vie.

- Dans un escalier, il y a autant de marches ascendantes que descendantes. À nous de savoir si nous voulons monter ou descendre.

- Si l'on n'a pas ce que l'on aime, il faut aimer ce que l'on a.

- L'amour ne se cultive pas sur un terrain de névroses et de complexes. Pour aimer quelqu'un, il faut savoir s'aimer soi-même.

- Tout désaccord entre tes amis et toi provient de ton impatience.

137

- Bien des gens doivent la grandeur de leur vie à la grandeur de leurs difficultés.

- Il faut parfois trouver son chemin dans les ténèbres afin d'arriver enfin à la lumière.

- Qui tient les forces intérieures tient l'univers.

- Ce qui touche à ma paix intérieure, à mes émotions, touche à ma santé.

- Ne prends jamais de décision quand il y a tempête en toi.

- La langue si faible, sans os, peut écraser et assassiner. Mais elle peut aussi faire revivre le plus découragé.

- Les gens heureux ne sont jamais méchants. (proverbe hollandais)

- L'effort qu'on fait pour être heureux n'est jamais perdu. Il y a plus de volonté qu'on ne croit dans le bonheur.

- Si je ne vois que ce qui me manque, je perds de vue tout ce que j'ai.

- Il est plus facile de réprimer un premier désir insensé que de satisfaire tous ceux qui en découleront.

- Quand la chance frappe à leur porte, bien des gens ne font que se plaindre du bruit.

- Si nous pouvions enlever nos craintes exagérées, nous éliminerions la moitié de nos maladies.

- Parfois un seul arbre nous cache la forêt.

- Plus le corps est faible, plus il commande. Plus il est fort, plus il obéit. (Jean-Jacques Rousseau)

- Si vous passez votre temps à tomber, alors passez-le à vous relever. L'important, c'est de ne jamais désespérer.

- Le destin conduit celui qui veut, il traîne celui qui ne veut pas. (Sénèque)

- Toute tentation que l'on vainc équivaut à une force que l'on s'approprie.

- Certains tentent de noyer leur angoisse dans la drogue, les tranquillisants et l'alcool. Hélas, elle sait nager.

- L'homme veut bien diriger l'univers, mais il ne sait pas diriger sa propre personne.

- Il n'existe rien de moins intéressant qu'un être qui ne s'intéresse à rien.

- Au fond de soi, en cherchant bien, on trouve toujours une raison d'espérer

- Qui trop s'appuie sur son arbre généalogique a bien du mal à sortir du bois.

- L'envieux ressemble au chien qui jappe après les oiseaux dans les airs. (Félix Leclerc)

- La chance? C'est tout simplement du courage et l'art de savoir mille fois recommencer.

- Joindre les mains, c'est beau; les ouvrir, c'est mieux.

- Le bonheur est un parfum qu'on ne peut verser sur les autres sans qu'on s'en imprègne un peu soi-même. (Emerson)

- Sème la confiance pour donner du soleil à ceux qui n'ont que la nuit.

- Les inquiétudes sont comme des nouveau-nés, elles ne survivent que si on les nourrit.

- Il n'existe pas de faute si grande qu'on ne puisse pardonner.

- Ne cherchons pas à dominer les autres mais à les libérer.

- Le coeur ne s'use pas quand il se donne; il s'use quand on le garde pour soi.

- Si vous deviez un jour vous transformer vous-même, faites-le un peu chaque jour. Résolvez un problème et vous en éloignez cent autres. (Confucius)

CHAPITRE XIII

Pourquoi adopter la Technique Nadeau comme mode d'exercice?

Voici dix bonnes raisons de le faire.

Cette technique :

1. Comporte uniquement trois mouvements et ils servent pour la vie!

2. N'exige aucun déplacement. Se pratique chez vous en toute saison, sans aucun accessoire.

3. Fait travailler le corps ENTIER, de la tête aux pieds. C'est un exercice COMPLET en lui-même

4. Convient aux gens de tout âge. Ne comporte aucune contre-indication majeure. Forge la volonté. Diminue le stress et l'angoisse.

5. «S'ajuste» à votre condition physique. Se pratique aussi bien par les gens en moins bonne santé que par les bien portants; c'est le rythme de l'exercice qui diffère.

6. Régénère la vue et l'ouïe. Développe la mémoire. Chasse la fatigue.

7. Permet une mobilité exceptionnelle de la colonne vertébrale. Élimine bien des maux de dos. Redonne la souplesse à toutes les articulations. Contribue au bon alignement du squelette.

8. Imprime un massage profond à l'abdomen. Soulage certains troubles du foie, de l'estomac, de l'intestin, etc. Défait les noeuds de tension et rééquilibre l'énergie dans le corps.

9. Améliore la circulation sanguine. Fortifie le coeur et les vaisseaux. Raffermit la musculature.

10. Est reconnue par ses adeptes comme hautement BÉNÉFIQUE, SIMPLE et AGRÉABLE. C'est un exercice UNIVERSEL. Aucun autre système n'offre autant d'avantages.

Il y a trois mouvements à apprendre et ils servent pour la vie !

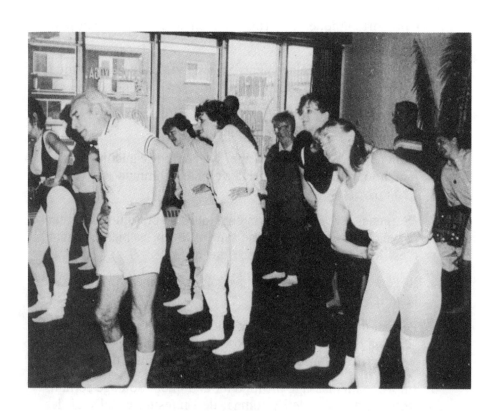

CONCLUSION

Ce livre est un passeport pour une vie meilleure. Cette vie exigera de vous un certain courage, celui de faire des choses nouvelles et d'accueillir des idées nouvelles qui vous demanderont une bonne dose de confiance, d'enthousiasme et la capacité d'accepter de nouveaux points de vue.

Deux règles sont de rigueur pour obtenir des effets durables :
1. *un entraînement lent et progressif,* selon l'état de santé de chacun;
2. *la régularité d'une pratique quotidienne.*

S'il y a eu un arrêt prolongé, recommencez à zéro. La pratique des exercices contenus dans ce livre vous permettra de vous maintenir à votre meilleur niveau de santé. Il n'est jamais trop tard pour commencer. Cela vaut toujours la peine de travailler à être en forme et à se rajeunir de 10 ou 20 ans. Si ces exercices sont appliqués comme il est indiqué, ils n'ont pas fini de surprendre et d'agir.

Qui peut bénéficier des immenses bienfaits qu'apporte la Technique Nadeau? Uniquement celui ou celle qui la pratique *méthodiquement* et *régulièrement.*

Qui peut prouver que le gâteau est vraiment excellent? Uniquement celui ou celle qui le mange en le dégustant. Vous aussi avez droit à une part du gâteau.

Monsieur Nadeau a prouvé, par sa technique, qu'on pouvait «rebâtir un corps», même à 60 ans. Il a expérimenté sa méthode pendant 12 ans avant de l'enseigner à des groupes. Les résultats furent spectaculaires; des milliers de gens ont été soulagés de maux dont ils souffraient depuis de nombreuses années. Ce mode d'exercices EXCEPTIONNEL est accessible à tous. Il a aidé tant de gens. Pourquoi pas vous?

Colette Maher a participé pendant des années à des émissions télévisées et radiodiffusées et elle a collaboré avec la presse écrite afin de propager les bienfaits de la détente et de diverses disciplines physiques dont, bien sûr, la Technique Nadeau. Elle est l'auteure de plusieurs livres* et de cassettes de relaxation** destinées à éliminer l'insomnie et le stress.

Colette Maher est aussi l'initiatrice de la Technique Nadeau; elle est détentrice en exclusivité du nom et de la marque de commerce «Technique Nadeau». Depuis quelques années, Colette Maher forme des professeurs. Pour de plus amples renseignements s'adresser à :

CENTRE DE YOGA COLETTE MAHER INC.
941, Massawippi
Lachenaie (Québec)
J6W 5H2
Tél.: (514) 964-6433
    (514) 387-7221

* Livres

— *Le Yoga avec Colette Maher*, Éd. Guérin
— *Rajeunir par la Technique Nadeau*, Éd. Quebecor
— *Rajeunir et rester jeune par la technique mentale*, Éd. de l'Époque
— *Le Bonheur à portée de la main*, Éd. Quebecor
— *Guérissez par la technique mentale*, Les Presses d'Amérique
— *Le miracle de la Technique Nadeau*, Éd. Quebecor

** Cassettes:

— Initiation à la Technique Nadeau
— Aide cadence
— Le sommeil éveillé
— Technique de relaxation antistress
— Vidéocassette Technique Nadeau

TABLE DES MATIÈRES

Mot de l'auteure

Vous voilà maintenant au terme du premier livre sur la Technique Nadeau *Rajeunir par la Technique Nadeau*. Après la parution de ce livre qui a connu un énorme succès (plus de 150 000 exemplaires vendus au Québec), j'ai vite constaté qu'une suite s'imposait.

En effet, de nombreux lecteurs se sont alors mis à pratiquer la Technique Nadeau. Et du même coup, plusieurs témoignages, tous plus positifs les uns que les autres, ont commencé à me parvenir.

D'autres lecteurs qui hésitaient encore à passer à la pratique m'ont posé des questions. L'un désirait savoir si la Technique Nadeau pouvait l'aider à améliorer son arthrite, l'autre si une pratique assidue pouvait le guérir de ses maux de dos, et ainsi de suite.

Ces questions aussi bien que les témoignages reçus m'ont poussée à approfondir et à mieux comprendre les effets bénéfiques de la Technique Nadeau.

La deuxième partie de ce volume *Le Miracle de la Technique Nadeau*, est le résultat de cet approfondissement. Elle explique de façon simple et scientifique les bienfaits de la Technique Nadeau sur les différents organes du corps humain. Elle vous livre également de multiples témoignages, souvent touchants, de personnes qui ont recouvré la santé grâce à la Technique Nadeau.

Si quelques doutes subsistaient dans votre esprit quant à la pertinence d'une telle pratique, je vous convie donc doublement à poursuivre votre lecture.

Colette Maher
Initiatrice de la Technique Nadeau

LE
MIRACLE
DE LA
TECHNIQUE
NADEAU

LE MIRACLE DE LA TECHNIQUE NADEAU

COLETTE MAHER

Table des matières

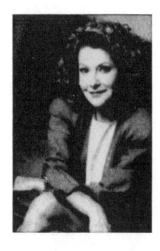

Préface

C'était il y a neuf ou dix ans à peu près, je cherchais désespérément le moyen de me tenir et surtout de me sentir en forme sans m'imposer de contraintes qui me feraient reculer à la première difficulté. Je n'ai jamais réussi à développer d'habileté dans aucun sport, j'ai des obligations professionnelles qui sont extrêmement contraignantes, des horaires irréguliers enfin je n'ai rien qui favorise la continuité. Le hasard d'une émission radiophonique quotidienne m'emmène à interviewer Colette Maher. Elle vient y faire la promotion de la «Technique Nadeau» enseignée à son institut. Je lui pose des questions. Mais surtout, je l'écoute me parler d'une routine quotidienne de vingt minutes capable de délier les muscles, d'assouplir les articulations, de favoriser le rythme cardiaque, d'aider au bon fonctionnement des organes et tout cela sans sortir de chez soi, si ce n'est que pour les quelques sessions d'apprentissage. Rien à acheter comme équipement, pas de partenaire à solliciter, pas d'horaire fixe à observer ni de lieu à fréquenter. En tout point c'est ce qu'il me faut.

Il y a plus de dix ans de cela... et je suis toujours fidèle à ma routine. Pour peu qu'on s'y adonne avec régularité la «Technique Nadeau», c'est une drogue que le corps réclame. Je la pratique le matin au réveil, ça démarre ma journée. La «Technique Nadeau» m'a permis de passer au travers de périodes de stress et de travail intense sans en ressentir les effets débilitants.

Tout ce que ça demande: le désir de l'apprendre correctement et la volonté quotidienne de se donner vingt minutes de «concentration santé». Pour le reste je vous laisse le loisir de le découvrir au fil des témoignages qui suivent.

Louise Deschâtelets

Montréal, janvier 1994

Chère Colette,

Si on m'avait vanté, il y a quatre mois, les bienfaits de la Technique Nadeau, j'aurais réagi avec un sourire sceptique. Il a fallu que me tombe (littéralement) sur le dos une crise aiguë de douleurs lombaires, avec des irradiations dans toute la jambe gauche, pour que ma vie en soit bousculée. Deux mois entiers de douleurs soutenues, pires la nuit que le jour, que ne soulageaient ni relaxants musculaires, ni anti-inflammatoires, ni analgésiques avec codéine, me handicapaient au point que ma famille, consternée, me voyait déjà à la retraite.

Deux mois de tentatives de soulagement, en passant de l'orthopédie à la physiothérapie, pour aboutir finalement dans une clinique de la douleur où l'anesthésiste responsable s'est vite rendu compte que l'amélioration attendue n'était pas durable, malgré une série d'infiltrations locales.

Il était important de briser le cercle vicieux: « douleur, spasme musculaire, douleur...». C'est très judicieusement qu'il me conseilla la Technique Nadeau. C'est vous-même, chère Colette, qui m'y avez initié avec beaucoup de compétence et de professionnalisme.

11

Je me suis trouvé plongé dans une ambiance des plus cordiales, où la relaxation et la pratique quotidienne de trois exercices de base sont conjuguées de la façon la plus harmonieuse. J'ai pu réaliser l'importance de la détente et de la sérénité (mens sana in corpore sano) des anciens Romains, face au stress que la vie nous impose. J'ai trouvé un équilibre physique, mental et même sentimental. Détail non négligeable, mes douleurs ont complètement disparu après la troisième séance d'entraînement, et je n'ai plus jamais eu besoin de médicaments.

Cette approche thérapeutique, en me révélant les vertus de la médecine douce, m'a fait comprendre que la victoire sur la douleur se mérite par une discipline personnelle et une motivation de tous les instants, tout au long de sa vie.

Bien entendu, l'arthrose est toujours là, tapie dans l'ombre, mais je l'ai contrainte au silence et, en apprenant à voir avec un nouveau regard, je me sens enfin très bien dans ma peau.

Je ne ferai jamais trop d'éloges de la Technique Nadeau. Croyez-moi, mon enthousiasme est inconditionnel, car j'y vois une véritable fontaine de Jouvence pour ceux qui souffrent de leurs muscles et de leurs articulations; pour ceux qui sont atteints dans leur santé en général; pour ceux qui, sans être malades, souhaitent retrouver leur souplesse et leur vitalité d'antan, et même pour les jeunes débordant d'énergie, qui pourraient trouver dans cette merveilleuse méthode de conditionnement physique, d'où le risque de blessures est exclu, un excellent préalable à la pratique des sports.

Encore merci, chère Colette, à vous, et à la Technique Nadeau.

Jaques Berthiaume md

Avant-propos

Ce volume, tout comme le précédent, s'adresse à la population dans son sens large. En effet, y-a-t-il quelqu'un parmi nous qui ne se sente concerné par sa santé? Tous, autant que nous sommes, nous voulons jouir d'une santé sans problèmes, mais tous, au même titre, nous nous trouvons confrontés à la marche inexorable du temps qui entraîne le vieillissement du corps.

Ce que vous propose la Technique Nadeau, c'est justement une réponse à ce désir universel de jouir d'une santé florissante ou, le cas échéant, de la retrouver. «Bouger» est la clé essentielle au bon fonctionnement du corps. La vie est mouvement, mobilité et souplesse, alors que le vieillissement est caractérisé par l'arrêt, le raidissement et l'immobilité finale.

Mais encore faudrait-il savoir bouger de manière efficace. Plus d'une personne s'est causé plus de mal que de bien en voulant trop bien faire. Ayez donc recours à une technique sûre. C'est le cas de la Technique Nadeau.

Ce que vous apprendrez en lisant ce livre

Ce volume vous révélera de nouveaux secrets sur la Technique Nadeau. Vous découvrirez pourquoi cette gymnastique douce, accessible à tous, aussi bien aux malades qu'aux

13

bien-portants, aux jeunes qu'aux moins jeunes, renverse le processus de vieillissement du corps avec une telle efficacité.

Tous les médecins s'entendent pour le dire: des exercices doux, répétés régulièrement sont essentiels au bon fonctionnement du corps. En mars 1986, une étude publiée dans le très sérieux *New England Journal of Medicine* indiquait même que ceux-ci prolongent la durée de la vie.

Parmi les exercices recommandés, plusieurs médecins accordent leur cote d'amour à la Technique Nadeau. Comme le démontrent les nombreux témoignages que vous découvrirez au fil de votre lecture, il arrive souvent que les médecins «n'en reviennent pas» de l'amélioration de leurs patients qui pratiquent fidèlement la Technique Nadeau. D'ailleurs, un certain nombre d'entre eux encouragent leurs patients à s'inscrire à ces cours.

C'est donc avec la pleine conscience du rôle extraordinaire que joue la Technique Nadeau pour le bien-être aussi bien physique que mental du public intéressé à améliorer sa qualité de vie que je me suis appliquée à la rédaction de ce deuxième volume.

Dans le premier chapitre, je fais un bref rappel de la Technique Nadeau.

Dans le deuxième chapitre, je vous propose un exposé approfondi de l'impact de cette technique sur la santé générale du corps, et, au fil de votre lecture, vous en apprendrez toujours davantage sur ses effets.

Le troisième chapitre est un lexique des malaises courants et des maladies que la Technique Nadeau aide à soulager, et même, dans certains cas, à guérir sans pour autant remplacer votre bon médecin. Toutefois, si vous souffrez d'un problème particulier, référez-vous à cette section pour apprendre comment la Technique Nadeau peut vous aider à remonter la pente.

Au chapitre 4, je vous invite à découvrir l'impact tout à fait révolutionnaire de la Technique Nadeau sur l'éveil de l'énergie sexuelle. Vous apprendrez quels sont les mouvements-clés qui pourraient attiser votre vitalité. Une vitalité chaleureuse nous est aussi indispensable que la sève l'est à l'arbre. C'est elle qui permet à notre corps de rayonner de santé.

Le chapitre 5 est consacré à la visualisation. Vous découvrirez les nouvelles techniques de travail qui associent la Technique Nadeau à la visualisation créatrice. Réalisez vos rêves les plus «fous» grâce à cette approche révolutionnaire.

Le chapitre 6 vous présente enfin un éventail des aptitudes et de la formation nécessaires qui permettraient à ceux qui le désirent d'embrasser la carrière de professeur de la Technique Nadeau.

Au chapitre 7, je vous révèle quelques secrets-santé que M. Henri Nadeau a découverts non seulement pour ajouter des jours heureux à votre vie, mais aussi pour mettre de la vie dans vos jours.

Je vous invite donc chaleureusement à la lecture de ce livre, que j'ai voulu, d'abord et avant tout, une contribution à votre bien-être et à votre joie de vivre. Je l'ai conçu pour ceux d'entre vous qui ont compris combien il est important de préserver la santé de son corps, et donc de son psychique, et de bien gérer son capital-santé. Et ils sont nombreux.

Je remercie du fond du cœur les nombreuses personnes qui m'ont fait part de leur témoignage. C'est grâce à ces personnes, au courage, à la persévérance et à la confiance dont elles ne cessent de faire preuve, que la Technique Nadeau est aujourd'hui si populaire.

Je vous souhaite donc une très bonne lecture.

Colette Maher

Chapitre 1

La Technique Nadeau en bref

La Technique Nadeau est une méthode d'exercices, née du besoin réel qu'éprouve tout individu de conserver un corps souple, sain, et fonctionnel malgré la sédentarité de notre civilisation. Son utilité et sa valeur sont, à toutes fins utiles, universelles. Toute personne soucieuse de son bien-être physique peut en tirer profit, du malade affaibli à l'athlète.

La Technique Nadeau comporte trois exercices répétifs. Ces trois exercices mobilisent le corps en entier. Le fait d'utiliser une dizaine de chacun des mouvements pendant quelques minutes, chaque jour, est déjà un bienfait, même pour une personne faible et malade. Son utilisation amène graduellement l'initié à exécuter 1200 mouvements en 20 minutes maximum.

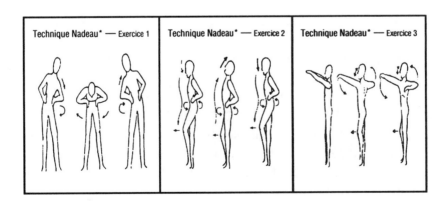

Technique Nadeau* — Exercice 1 Technique Nadeau* — Exercice 2 Technique Nadeau* — Exercice 3

C'est là une performance athlétique qui dépasse largement l'ordinaire. Et cette capacité déborde le cadre de la forme physique puisque tous les systèmes et organes du corps sont directement stimulés et retrouvent un niveau de fonctionnement exceptionnel.

Mais où se situe la différence par rapport aux autres méthodes d'exercices? La mobilisation graduelle et intensive du tronc, qui contient tous les organes à l'exception du cerveau, confère à la Technique Nadeau un apport de santé plus complet que les autres systèmes d'exercices axés sur le développement des extrémités. La Technique Nadeau est très populaire parce qu'elle répond à un besoin essentiel et assure à ses adeptes des résultats concrets et souvent surprenants.

L'apparition de cette méthode est récente. Son créateur, monsieur Henri Nadeau, l'a expérimentée pendant douze ans avant de la partager avec moi, en 1983. Mon livre *Rajeunir par la Technique Nadeau*, a été publié à la fin de 1984. À partir de ce moment, la méthode a connu une croissance fulgurante. Plus de 140 000 exemplaires ont été vendus au Québec seulement; un cours a été conçu et mis en place, et des professeurs formés dans tous les coins du Québec et ailleurs. La télévision, la radio, les journaux, les périodiques et les magazines de la Province ont aussi beaucoup parlé de la méthode dans leurs émissions et leurs articles.

Comment est née la Technique Nadeau

Avant son accident cardiaque, le style de vie de monsieur Nadeau est un exemple très caractéristique des mœurs de notre siècle. C'est-à-dire qu'il utilisait son corps à outrance sans se soucier de sa santé et de son bien-être. À soixante ans, à la suite d'un grave infarctus, son organisme était déjà usé, profondément atteint dans ses sources vives, à tel point qu'il ne lui était plus possible d'avoir des activités normales.

Mais monsieur Nadeau avait du ressort. Au lieu d'attendre passivement l'aggravation inévitable de ses maux et la mort, il décida d'étudier le fonctionnement de l'organisme humain et de découvrir, si possible, un moyen de s'en sortir. Ses recherches, appuyées par son sens exceptionnel de la logique, l'amenèrent aux trois observations suivantes:

1) À partir de l'énergie latente du corps et de celle qui vient s'y ajouter au jour le jour, toutes les cellules du corps se renouvellent, à l'exception des cellules nerveuses.

2) La qualité de chaque nouvelle cellule dépend du degré de fonctionnement des divers systèmes et de la facilité, pour tout l'organisme, d'absorber et d'utiliser l'énergie introduite, en particulier l'oxygène et les éléments nutritifs.

3) Le corps réagit favorablement à des stimulations répétées, à condition que celles-ci ne provoquent pas d'irritations et qu'elles soient adaptées à sa capacité d'absorption. L'organisme s'en servira alors pour fonctionner avec le plus d'efficacité possible, en augmentant le degré de performance dans tous ses systèmes. Résultat: une santé resplendissante.

Muni de ces principes, monsieur Nadeau partit à la recherche d'un moyen de stimuler son corps sans l'irriter. Il cherchait une forme d'exercices qui mobiliserait en douceur toutes les parties de son organisme.

C'est ainsi qu'il réussit à mettre au point trois exercices qui mettent en mouvement la totalité des muscles et des articulations du corps. Et, détail exceptionnel, d'avoir la possibilité de régler la légèreté et l'intensité de chacun de ces mouvements en les ajustant aux besoins de chaque individu, selon son âge, son état de santé, ses capacités, etc. Monsieur Nadeau avait compris que le corps a besoin d'exercices sur une base quotidienne, au moins autant que de sommeil et de nourriture.

C'est la répétition bien équilibrée de ces mouvements qui développe l'endurance et augmente graduellement le degré de stimulation. On passe d'une trentaine de mouvements au début de l'apprentissage à 1200 mouvements en 20 minutes quotidiennement, temps maximum.

Les principes de base et l'efficacité de la méthode, pour mettre en action ces principes, sont bien réels. Toute personne qui utilise la Technique Nadeau régulièrement et avec persévérance déclenchera dans son corps les mécanismes de régénérescence.

La Technique Nadeau se pratique debout, dans un espace restreint. Les contre-indications et les dangers de cette méthode sont pratiquement inexistants.Il n'y a donc pas à craindre de mauvaises surprises: côte à remonter, articulations blessées par l'élan, épuisement avant le retour, etc. En fait, si on reste à l'écoute de son corps, on sent immédiatement si l'effort fourni respecte les possibilités de la musculature et des articulations dont la nature l'a doté.

Ce qu'en pensent les professionnels de la santé

Les critiques du monde scientifique et les professionnels de la santé sont, pour la plupart, très favorables à la méthode. Plusieurs d'entre eux réfèrent maintenant leurs patients aux centres de Technique Nadeau. D'ailleurs, la collaboration de plus en plus marquée des médecins, cardiologues, chiropraticiens, etc. permet à ces derniers d'observer objectivement les résultats étonnants qu'obtiennent leurs patients rien qu'en mobilisant en douceur leur corps en entier.

Chapitre 2

De plus en plus de personnes adoptent la Technique Nadeau... pour leur plus grand bien

«Le vrai repos est celui où l'homme s'arrête quand le moment est venu de s'arrêter et se meut quand le moment est venu de se mouvoir. Ainsi le repos et le mouvement sont en harmonie avec les exigences du temps et l'on voit alors naître la lumière et la vie.»

Yi King

Une belle histoire... vraie!

Lorsque M. Marcel Cléroux décida de s'inscrire à un cours sur la Technique Nadeau, en janvier 1992, il n'en menait pas large. En fait, il sortait tout juste de l'hôpital. Quelques semaines plus tôt, il avait subi un infarctus provoqué par un diabète sévère dont il ignorait l'existence jusqu'alors.

Âgé de 48 ans, chauffeur de camion et père de famille, M. Cléroux avait trimé dur pendant de nombreuses années sans vraiment prendre soin de son corps. Sans trop s'en rendre compte, il avait poussé celui-ci à la limite de ses capacités. C'est alors qu'est survenue cette attaque cardiaque qui allait amorcer une nouvelle étape de sa vie.

Ayant entendu parler de la Technique Nadeau, M. Cléroux décida de jouer cette carte. Mais il était loin de se douter des résultats que cette «cure» aurait sur sa santé.

Après un an et demi de pratique journalière, M. Cléroux est aujourd'hui un autre homme, physiquement et psychologiquement. Il est même sur le point d'interrompre toute médication.

Avant son infarctus, il ne pouvait marcher plus de 10 minutes sans que son cœur se mette à faire des siennes. Aujourd'hui, il marche facilement 2 heures sans le moindre signe de fatigue cardiaque. Il est capable de fournir un effort soutenu de 8 à 9 minutes sur une bicyclette stationnaire, alors que dans les semaines qui ont suivi son hospitalisation, il était complètement épuisé au bout d'une minute d'exercice.

Ces dix-huit mois de Technique Nadeau, combinés à une alimentation mieux équilibrée, ont également permis à M. Cléroux de perdre quarante livres — dont plusieurs au niveau de l'abdomen. Il a ainsi retrouvé un poids tout à fait convenable. Aux masses graisseuses se sont substitués des muscles toniques qui lui assurent un bon maintien, plus de résistance et de force. Le bas du dos, qui s'était cambré exagérément à cause du poids de son ventre, a retrouvé une cambrure normale.

Deux semaines avant d'entreprendre les exercices Nadeau, M. Cléroux avait aussi commencé à porter des lunettes. Il était à la fois myope et presbyte. Après cinq à six mois de pratique, il s'est défait de ses lunettes. Il voit désormais mieux sans elles, car sa vue est à nouveau excellente.

Au niveau digestif, la Technique Nadeau a également eu des répercussions favorables. Après une crise cardiaque, une ingestion de nourriture provoque normalement des douleurs au niveau de l'estomac. Pas pour M. Cléroux. Qui plus est, ses intestins fonctionnent mieux que jamais.

«Mon caractère s'est amélioré», déclare M. Cléroux. «Je me sens plus calme, mon état d'esprit est meilleur qu'avant. J'éprouve une plus grande facilité à me concentrer.»

Les vingt minutes de Technique Nadeau quotidiennes ne lui demandent aucun effort. «Au contraire, dit-il, cette pause-santé est devenue une véritable drogue.» En fait, les exercices de la Technique Nadeau lui procurent un tel bien-être, que c'est toujours avec plaisir qu'il se remet au travail.

À tous ceux qui ont le goût de rester jeune et en santé!

De tels témoignages sur les bienfaits de la Technique Nadeau, j'en reçois plusieurs par semaine. C'est en grande partie pour vous en faire part que j'ai décidé d'écrire ce nouveau livre. Car toutes les personnes qui ont retrouvé la santé et la joie de vivre grâce à cette technique extraordinaire partagent un même désir, celui de la faire connaître à tout un chacun.

«Je ne peux que conseiller, à tous ceux qui ont le goût de rester jeune longtemps, de profiter des nombreux avantages de la Technique Nadeau.»

J. Groleau de Montréal

«Tout le monde, sans exception, devrait pratiquer la Super Technique Nadeau: policiers, pompiers, fonctionnaires, étudiants, chauffeurs de taxi et d'autobus, etc.»

Y. Sénécal, Ville d'Anjou

«Je recommande personnellement cet exercice miraculeux à toute personne soucieuse de bien gérer sa santé.»

D. Saint-Germain, Saint-François, Laval

Lorsque j'ai demandé à M. Cléroux s'il acceptait que je fasse part de son témoignage dans ce livre, il m'a répondu: «Si cela contribue à décider d'autres personnes à adopter la Technique Nadeau, ça me fait plaisir!»

Le cas de M. Cléroux n'est pas l'exception

Compte tenu des résultats souvent sensationnels observés auprès des fidèles adeptes de la Technique Nadeau, il n'est pas étonnant que celle-ci se soit répandue comme une traînée de poudre.

Depuis dix ans, plus de 100 000 personnes se sont inscrites à un cours sur la Technique Nadeau. La majorité de ceux qui la pratiquent régulièrement obtiennent des résultats hors du commun. Cette technique qui s'est d'abord révélée miraculeuse pour M. Nadeau, son créateur, et M. Cléroux l'a également été pour bien des gens.

«J'ai vu ma mère changer du tout au tout. Elle qui devait passer des journées au lit et qui devait se priver de voyager, voilà qu'elle s'est refait une santé en se prenant en mains», affirme Lise Martin.

J'ai amélioré ma santé de 90 %. Je ressens encore des douleurs au dos, c'est certain, mais j'ai pu reprendre mes activités professionnelles. Je fais aussi de l'action bénévole dans ma paroisse» confie madame Couillard.

La Technique Nadeau fait des vagues

Depuis l'avènement de la Technique Nadeau, des centaines et des centaines de personnes m'ont fait part de l'amélioration spectaculaire de leur santé. Comme vous pourrez le constater au fil de votre lecture, ces personnes souffraient souvent de problèmes très sévères. Avant de s'inscrire à un cours de Technique Nadeau, plusieurs d'entre elles avaient déjà eu recours à d'autres types de traitements, sans pour autant trouver de réconfort. C'est souvent dans un ultime recours que beaucoup de personnes se présentent au cours.

«Après avoir consulté, en vain, des spécialistes dans différentes disciplines médicales et paramédicales, elle a tenté sa chance avec la Technique Nadeau... Et le miracle s'est produit. Sylvie a retrouvé la mobilité de ses 20 ans. (Elle avait alors 39 ans.)»

«J'ai cherché le soulagement dans de nombreuses thérapies, incluant l'hypnose, avant de me tourner finalement vers la Technique Nadeau avec laquelle j'ai amélioré ma santé à 90 %», confie madame Couillard, âgée de 39 ans, qui souffrait de douleurs dans le dos depuis une vingtaine d'années.

Dans un certain nombre de cas, les personnes atteintes de différents maux se sentent littéralement galvanisées après quelques semaines de pratique. Nombreuses sont celles qui ne jurent plus que par la Technique Nadeau.

Une colonne vertébrale garante de votre santé

Que la Technique Nadeau fasse tellement parler d'elle n'a rien d'étonnant. Contrairement à la majorité des exercices physiques qui font surtout travailler les extrémités du corps, la Technique Nadeau s'adresse d'abord au tronc, donc à l'axe vertébral. Comme vous le savez, cette longue tige osseuse, composée de vingt-quatre vertèbres, constitue le pilier de votre corps.

C'est la colonne vertébrale qui assure l'équilibre et qui supporte le corps. L'axe vertébral est également le siège de toutes les racines nerveuses transmettant l'énergie aux différents muscles et organes du corps.

En effet, chaque vertèbre est percée d'un trou de conjugaison à travers lequel les nerfs rattachés à la moelle épinière communiquent l'influx nerveux aux différents organes du corps. À cause de mauvaises habitudes posturales du corps, ou à une répétition de mouvements, ou encore à la suite d'une chute, il arrive qu'une vertèbre se déplace et réduise cette ouverture. Le nerf qui la traverse se trouve alors écrasé et l'influx nerveux ne peut plus être acheminé vers l'organe à desservir. La communication entre le centre de contrôle — le cerveau — et l'organe devient alors plus ou moins déficient. Il se produit une diminution de vitalité au niveau de l'organe, souvent accompagnée d'une irritation sur la trajectoire du nerf comprimé.

Grâce à une colonne vertébrale saine, tous les organes du corps reçoivent la stimulation nerveuse nécessaire à leur bon fonctionnement.

Ce qui signifie qu'une colonne vertébrale souple et tonique est indispensable au bon fonctionnement de l'organisme. Comme l'affirme le dicton: «Un homme est aussi solide que son épine dorsale.»

La Technique Nadeau agit à merveille sur votre colonne vertébrale. Elle permet de garder un bon alignement des

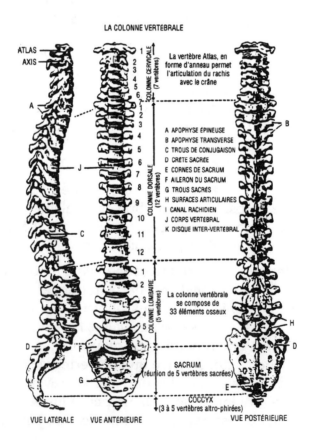

LA COLONNE VERTÉBRALE

ATLAS
AXIS

COLONNE CERVICALE (7 vertèbres)
1 2 3 4 5 6

La vertèbre Atlas, en forme d'anneau permet l'articulation du rachis avec le crâne

A APOPHYSE ÉPINEUSE
B APOPHYSE TRANSVERSE
C TROUS DE CONJUGAISON
D CRÊTE SACRÉE
E CORNES DE SACRUM
F AILERON DU SACRUM
G TROUS SACRÉS
H SURFACES ARTICULAIRES
I CANAL RACHIDIEN
J CORPS VERTÉBRAL
K DISQUE INTER-VERTÉBRAL

COLONNE DORSALE (12 vertèbres)
1 2 3 4 5 6 7 8 9 10 11 12

COLONNE LOMBAIRE (5 vertèbres)
1 2 3 4 5

La colonne vertébrale se compose de 33 éléments osseux

SACRUM
(réunion de 5 vertèbres sacrées)

COCCYX
(3 à 5 vertèbres altro-phirées)

VUE LATÉRALE   VUE ANTÉRIEURE   VUE POSTÉRIEURE

vertèbres; elle empêche la déformation des courbures naturelles et garde à la colonne vertébrale sa souplesse. Tout le corps s'en trouve revitalisé. Votre énergie s'accroît et vous commencez à rayonner de santé.

Le manque d'exercices produit l'effet inverse. Avec les années qui s'ajoutent les unes aux autres, la colonne se tasse. À ce vieillissement normal s'ajoutent les séquelles laissées par de mauvaises habitudes posturales, des chutes, etc. Les répercussions sur l'ensemble de votre organisme ne tardent pas à se manifester. Mauvaise circulation sanguine, faiblesse cardiaque, maladies arthritiques, etc. Et voilà que la qualité de votre vie diminue proportionnellement à la mauvaise santé de votre corps.

Après les rhumes, les maux de dos représentent la plus grande source de désordres physiques. En une seule année, plus de 25 millions de Nord-Américains consultent un spécialiste de la santé à cause de douleurs dorsales.

Moins vous bougez, moins vous avez envie de bouger

La baisse d'énergie que l'on observe en vieillissant est plus souvent due à l'inactivité qu'à «l'irréparable outrage des ans». Imperceptiblement, cette inactivité nous entraîne dans un cercle vicieux. Moins vous bougez, moins vous avez le goût de bouger, et moins vous avez d'énergie. Pour sortir de ce cercle vicieux, il faut quelquefois une bonne dose de détermination.

La douleur produit un effet similaire. Lorsqu'une douleur se fait sentir, vous adoptez inconsciemment une posture et des mouvements compensatoires afin d'éviter la sensation douloureuse. Par exemple, si un mouvement ample de l'épaule provoque de l'inconfort, vous réduisez l'amplitude de ce mouvement.

Mais que ce soit à cause d'un manque d'énergie vitale ou d'une douleur quelconque qui vous assaille, ne vous laissez pas abattre. Remédiez immédiatement à votre tendance — bien humaine — à l'immobilité. Réactivez vos moteurs énergétiques par des exercices appropriés et vous constaterez en vous-même une rapide transformation. Les premiers pas sont toujours ceux qui coûtent le plus.

Il est probable que ces premiers pas exigeront de vous beaucoup d'efforts et de la volonté. Par contre, lorsque les résultats commenceront à se faire sentir, vous les trouverez si encourageants que vous ne voudrez plus vous passer de vos exercices quotidiens.

Il suffit de se mettre à l'exercice pour le constater. En quelques semaines, vous réaliserez que **le cercle vicieux dans lequel vous étiez pris s'est transformé en cercle magique**. Votre regain d'énergie vous donnera le goût de bouger.

La beauté n'appartient pas qu'à la jeunesse

Si l'exercice s'avère important à tout âge, il devient un «must» lorsque vous atteignez la quarantaine. Malheureusement, c'est souvent autour de cet âge que nous commençons définitivement à lorgner le «lazy-boy» et les pantoufles. Nous délaissons les sports. Nous préférons regarder la télé avec un «drink» et des croustilles sous la main. Ainsi, nous nous transformons peu à peu en «sofa-potatoes», selon l'expression consacrée des Américains. Un coup d'œil sur le pneu «quatre saisons» de ces messieurs, ou sur la culotte de cheval de ces dames, donne une petite idée des conséquences de ce manque d'exercices. Et encore, s'il ne s'agissait que d'esthétique! Les kilos en trop correspondent hélas à une vaste kyrielle de maux: baisse de vitalité, poumons affaiblis, taux élevé de cholestérol, troubles cardiaques, problèmes d'articulations des membres inférieurs soumis à une pression trop forte à cause d'un poids trop élevé, etc.

Mais heureusement, il n'est jamais trop tard pour adopter de saines habitudes de vie. Évidemment, si vous avez laissé plusieurs années s'écouler sans prendre soin de votre corps, une bonne forme physique sera plus longue à retrouver, et les kilos en trop plus difficiles à faire disparaître.

Il faut aussi tenir compte d'un vieillissement inévitable. Il serait illusoire et décevant d'espérer retrouver l'apparence et la forme physique de vos vingt ans. Acceptez cette évolution dans l'ordre normal des choses. Mais rien de plus! Retrouvez — et conservez — le maximum de votre potentiel en tenant compte de votre âge. Ce potentiel maximal concerne aussi bien votre apparence que votre forme. Croyez-moi, le jeu en vaut mille fois la chandelle! Mettez-vous au travail sans plus tarder; dans quelques mois, vous ne vous reconnaîtrez plus. Vous disposerez de plus d'énergie. Votre pensée sera plus claire. Vous n'aurez qu'un seul regret, celui de ne pas avoir commencé plus tôt votre mise en forme.

Une technique éprouvée pour les 35 ans et plus

Plusieurs programmes d'exercices ne tiennent pas compte des besoins spécifiques des différents groupes d'âges. C'est ainsi que des personnes plus âgées se voient souvent proposer des exercices qui, finalement, leur font plus de mal que de bien. Dès l'âge de 35 ans, on court un risque à se livrer à certains exercices qui exigent des efforts soutenus, voire violents, ou encore une tension excessive des muscles et des tendons.

Trente-cinq ans est en effet un âge charnière à partir duquel l'organisme commence à se détériorer. Ce virage organique peut s'amorcer quelques années plus tard si vous avez toujours fait de l'exercice physique mais pas beaucoup plus. À partir de cet âge, vous devez donc être plus vigilant en ce qui concerne l'effort physique.

En adoptant la Technique Nadeau, vous ne risquez aucunement de vous faire du mal. Souvenez-vous que son créateur, monsieur Nadeau, avait déjà atteint la soixantaine lorsqu'il l'a mise au point. Sans compter que son état de santé laissait beaucoup à désirer. Cette technique douce n'exige aucun effort supplémentaire, ne crée aucune tension musculaire qui pourrait être néfaste; de plus, il est facile de l'adapter à vos aptitudes.

Avant d'entreprendre la Technique Nadeau, madame Diane Cloutier avait essayé plusieurs types d'exercices. Voici ce qu'elle en dit: «J'ai constaté que pour la plupart, les exercices physiques conventionnels, tels que la danse aérobique, la danse-exercice, le conditionnement physique, etc., étaient trop exigeants et trop violents. J'ai trouvé, par contre, que la Technique Nadeau était un programme doux, et plus approprié à mes besoins. Je me sens comblée.»

L'action multiple de la Technique Nadeau

Les mouvements doux et répétés de la Technique Nadeau assurent la santé générale du corps de différentes façons.

1. Elle permet de lutter contre l'affaissement de la colonne en raffermissant la région cervico-dorso-lombaire:

Plusieurs facteurs contribuent à la détérioration de la colonne vertébrale. Les mauvaises habitudes corporelles sont la source de la majorité des maux qui s'y rattachent. Ces mauvaises habitudes résultent souvent de tensions sur le plan émotif.

Par exemple, une personne très timide ou de caractère soumis aura une tendance marquée à courber l'échine. Elle se protégera intérieurement en évitant de faire face — au sens littéral du mot — à la situation.

Les déformations de l'axe vertébral peuvent aussi résulter d'un accident, d'une blessure qui a mal guéri et, exceptionnellement, d'une malformation congénitale.

Quelle que soit la cause du mal, la Technique Nadeau contribue à redonner à l'axe vertébral l'harmonie de ses courbes. Le jeu des muscles profonds du dos qu'induit la Technique Nadeau, revêtent à cet égard une importance capitale. Ces derniers sont les grands responsables du bon comme du mauvais maintien de la colonne. Laissée à elle-même, celle-ci s'écroulerait sur le plancher. Sa fonction principale n'est pas de supporter le corps mais de protéger la moelle épinière qui transmet l'influx nerveux entre le cerveau et le corps.

Ce sont également les muscles profonds du dos qui étirent, fléchissent et permettent les rotations des différents segments ou de l'ensemble de la colonne. Ils forment la gouttière vertébrale, ce petit sillon qui longe chaque côte de la colonne. En lisant ce qui suit vous comprendrez pourquoi leur rôle est capital.

C'est donc en fortifiant ces muscles — mais également d'autres muscles moins directement reliés à l'axe vertébral — que la Technique Nadeau rectifie les déformations de la colonne.

La Technique Nadeau sollicite chacun de ces multiples muscles. La pratique régulière vous met à l'abri de bien des problèmes de dos. Pour n'en nommer que quelques-uns, mentionnons les sciatiques, les scolioses, les cyphoses, les lordoses, les hernies discales, etc.

Si votre alimentation est déficiente, vous devriez évidemment combiner la Technique Nadeau avec un régime mieux équilibré.

2. Elle permet de raffermir la sangle abdominale et, de ce fait, de maintenir les viscères du ventre bien en place:

Pour les Bouddhistes, le ventre bedonnant du Bouddha évoque la plénitude, la réalisation. Mais pour les Occidentaux que nous sommes, il en va tout autrement. En fait,

31

c'est plutôt l'«absence» de ventre qui fait envie. Question d'esthétique.

Mais jouir d'un ventre ferme présente bien d'autres avantages. Une sangle abdominale bien musclée permet de maintenir en place tous les organes du bas-ventre et contribue ainsi à leur bon fonctionnement.

— Les intestins se régularisent: les problèmes de constipation, de diarrhée et de flatulences disparaissent.

— La santé des organes génitaux s'améliore. Les menstruations deviennent normales.

— Le dos se redresse. Un ventre tonique empêche le bassin de basculer exagérément vers l'avant et de trop cambrer le bas du dos.

Ce travail de tonification musculaire, la Technique Nadeau l'effectue sans entraîner les inconvénients propres à d'autres exercices populaires. Les «sit-up», par exemple, exercent les muscles du ventre, mais risquent par ailleurs d'endommager le plancher pelvien.

En effet, la mise sous tension des abdominaux comprime les organes du bas-ventre contre le périnée. Dans le cas d'un périnée si peu que ce soit atonique, cette pression accentue l'affaissement des tissus entraînant la descente des organes abdominaux: celle de la vessie qui provoque l'incontinence et aussi celle de l'utérus.

La Technique Nadeau travaille beaucoup plus en douceur tout en restant très efficace. En plus de raffermir le ventre, ses mouvements exercent un massage en profondeur de tous les viscères. Pour obtenir d'excellents résultats, consacrez 20 minutes par jour à vos exercices. Comme le veut la méthode, augmentez progressivement la cadence d'exécution jusqu'à ce que vous ayez réussi à faire 1200 mouvements par séance.

3. La Technique Nadeau favorise une prise de conscience du schéma corporel et développe une attitude plus vigilante dans les activités quotidiennes:

Enfant, nous avons tous passé des centaines d'heures à la découverte de notre schéma corporel. Le bébé qui promène ses menottes devant sa figure apprend qu'il possède un bras et qu'il peut, selon sa volonté, le déplacer dans l'espace.

Un peu plus tard, il découvre qu'il peut saisir des objets avec ses mains. Lorsque son mouvement se perfectionne, il découvre qu'il peut former une pince en travaillant avec son pouce et son index. Il apprend encore à marcher, à courir, etc.

Après plusieurs années d'apprentissage intensif et pour mille et une raisons, nous cessons ensuite de nous intéresser à notre corps. Les gestes que l'enfant effectuait avec une grande concentration deviennent mécaniques, inconscients. Nous oublions peu à peu que nous habitons un corps physique. Bien des adultes ne s'arrêtent pratiquement jamais pour sentir ce qui se passe à l'intérieur de leur corps.

Pourtant la conscience que vous avez, ou n'avez pas, de votre corps fait toute la différence. Si vous savez écouter votre corps, vous savez aussi que tel mouvement vous fait du bien, que la posture que vous adoptez ménage votre dos, que vous avez besoin de repos; vous distinguez lesquels de vos muscles sont tendus, et si votre respiration se fait dans la cage thoracique ou dans le ventre, etc.

Beaucoup de blessures et de maladies seraient évitées si nous développions la simple habitude de sentir ce qui se passe dans notre corps. C'est particulièrement vrai dans les domaines du sport et de la gymnastique.

Mais il y a encore plus. La prise de conscience du corps s'inscrit dans un long processus de conscientisation. C'est une étape parmi d'autres. Lorsque nous avons appris à sentir notre peau, nos muscles, notre respiration, nos battements cardiaques, etc., nous commençons à réaliser que nous ne nous limitons pas à ce corps.

La partie de nous qui observe, qui prend conscience sans porter de jugements, se distingue petit à petit. Nous réalisons que nous possédons en fait une double nature: une nature corporelle et une nature spirituelle, c'est-à-dire un *Corps* et une *Conscience*.

Contrairement à plusieurs disciplines physiques, la Technique Nadeau tient compte de l'importance de cette prise de conscience du corps. Les professeurs invitent constamment leurs étudiants à «écouter» et à «respecter» les limites de leur corps.

C'est d'ailleurs là une des clés de l'efficacité de la Technique Nadeau. Car lorsque la *Conscience* se pose sur un muscle, un organe, etc., elle leur insuffle de la vie, amorçant un processus de guérison.

C'est ainsi que le travail physique se transforme peu à peu en un travail qui dépasse le bien-être physique.

Ce que disent les médecins de la Technique Nadeau

Lorsque monsieur Nadeau a créé sa méthode, il était gravement malade et il cherchait un exercice qui pourrait le guérir. La Technique Nadeau a donc été conçue pour une personne malade. Ce qui ne veut pas dire que les bien-portants ne peuvent en bénéficier. Au contraire, chez un individu bien-portant, les exercices Nadeau contribuent à maintenir cette bonne santé durant de longues années.

Mais si vous êtes malade, sachez que la Technique Nadeau convient parfaitement à vos besoins. Elle détient tous les atouts susceptibles de vous soulager. «Ce qui est fascinant avec la Technique Nadeau, c'est sa facilité d'adaptation à tous les âges et à tous les états de santé», déclare le Dr Jean-Marie Fournier. Ce qui n'est certainement pas le cas pour la majorité des autres types d'exercices physiques.

Le Dr Fournier ajoute: «...je suis à même de constater chez plusieurs de mes patients, adeptes de la Technique Nadeau, les mêmes résultats bénéfiques. J'ai vu des malades cardiaques augmenter leur tolérance à l'effort, des diabétiques améliorer le contrôle de leur glycémie, des arthritiques retrouver une souplesse bienfaisante...»

Chapitre 3

Petit lexique des malaises et des maladies les plus courantes

«Nos efforts pour rester en bonne santé ne sont efficaces que si l'idée que nous avons de notre santé est positive. Définir la santé comme l'absence de maladie est une vision négative; le corps est alors considéré avec l'œil du mécanicien devant une automobile: en ce qui le concerne, on peut à tout moment remplacer des pièces sans nuire à la machine. Ceci n'est vrai d'aucun organisme vivant et certainement pas des êtres humains.»

Alexander Lowen

Bon pied, bon œil!

En agissant sur l'axe vertébral, la Technique Nadeau stimule le bon fonctionnement de tout le corps. Elle accroît ainsi le capital-santé et réduit les risques de maladies. Dans le cas de plusieurs maladies, la Technique Nadeau accélère le processus de guérison. Elle permet de reprendre rapidement du «poil de la bête».

Le petit lexique qui suit passe en revue les principales maladies pour lesquelles vous pouvez espérer obtenir un soulagement, voire une guérison, en pratiquant la Technique Nadeau. Il explique sommairement en quoi consiste chacune des maladies mentionnées, indique comment et dans quelle mesure la Technique Nadeau agit sur celles-ci, et quelles sont les précautions et contre-indications dont vous devez tenir compte en pratiquant vos exercices.

Comme vous pourrez le constater cette liste est assez exhaustive. Mais, aussi complète soit-elle, la Technique Nadeau n'a toutefois pas la prétention d'être une panacée universelle contre la maladie. Une alimentation bien équilibrée, une attitude mentale positive, de saines habitudes de vie, sont également des facteurs déterminants pour l'équilibre de votre santé.

Dans la presque totalité des cas, la Technique Nadeau vous apportera un grand soulagement. Mais, dans certaines situations spécifiques (phase aiguë de maladies sévères, articulations gravement atteintes), vous devrez avoir recours aux services d'un professionnel de la santé avant d'entreprendre les exercices Nadeau. Si la Technique Nadeau tient le médecin au loin — tout comme les pommes —, en aucun cas, elle ne peut le remplacer. Au contraire, **si une maladie grave survient, vous devrez combiner la Technique Nadeau avec un suivi médical**.

Certaines personnes seront peut-être surprises de constater que, dans un premier temps, il arrive que la Technique Nadeau fasse surgir ou exacerbe certains malaises.

Cela ne devrait pas vous inquiéter. Au contraire, il est normal que certains symptômes se manifestent avec plus d'intensité dans les premières semaines de pratique. — Dans ces manifestations, vous devriez plutôt voir l'indice d'un travail bien amorcé.

En réalité, ce qui se produit dans votre corps ressemble beaucoup à ce qui se passe lorsque vous entreprenez le nettoyage de votre maison. Dans un premier temps, c'est le remue-ménage. Tout est sens-dessus-dessous. Le contenu des armoires se retrouve sur les meubles, les bouteilles de détergent et les chiffons traînent un peu partout, le plancher est sale, etc. Mais, en fait, ce désordre apparent indique que, sous peu, votre maison étincellera d'ordre et de propreté.

Ne soyez donc pas inquiet de ces inconforts passagers de votre corps, ils confirment que la Technique Nadeau agit efficacement. Ils sont l'indice d'un pas dans la bonne direction.

Anémie

Description:

Cette affection s'accompagne d'une diminution du taux de globules rouges dans le sang. Les symptômes de l'anémie varient beaucoup d'une personne à l'autre. La personne affectée pourra ressentir une impression de fatigue constante, être portée à s'évanouir, avoir le souffle court, une mauvaise concentration, des trous de mémoire, etc.

Apport de la Technique Nadeau:

Les deux principales causes de l'anémie sont un manque de fer ou de vitamine B12. Dans un premier temps, il vous faudra combler un manque éventuel de l'un ou l'autre de ces éléments nutritifs par une alimentation adéquate ou, au besoin, par un supplément alimentaire.

Par ailleurs, l'action très revitalisante que la Technique Nadeau exerce sur votre organisme n'est pas à négliger. La bonne oxygénation et la circulation sanguine accrue que cette technique entraîne sont un véritable tonique pour tous les organes du corps. La Technique Nadeau ne peut combler une carence en fer ou en B12, mais elle prédispose votre organisme à mieux assimiler ces deux éléments.

Lorsque un état d'anémie est provoqué par une trop grande perte de sang menstruel, comme c'est le cas dans le témoignage qui suit, la Technique Nadeau agit directement sur la cause du mal en régularisant le flux menstruel.

Témoignage:

La Technique Nadeau m'a donné ce que je recherchais: une méthode facile et simple d'exercices à pratiquer chaque jour afin de me mettre en forme. J'avais des problèmes de santé. Je faisais de l'anémie à cause de menstruations abondantes.

«Depuis que j'ai commencé la Technique Nadeau, mes problèmes menstruels ont cessé. Lorsque je fais mes exercices le matin, j'ai plus d'énergie et je suis de bonne humeur.

Claudette St-Pierre, Montréal

Angine de poitrine

Description:

On reconnaît l'angine de poitrine par les spasmes cardiaques violents qu'elle produit. Ces spasmes peuvent être accompagnés d'une sensation de poids au niveau de la poitrine, d'un léger engourdissement et de douleurs dans la région du cœur. Ces spasmes sont provoqués par un manque d'oxygène résultant d'une irrigation insuffisante du cœur.

Les crises se manifestent souvent lors d'un effort, bien que le froid, le vent et une mauvaise digestion peuvent aussi avoir la même influence. La durée des crises est variable mais, généralement, avec du repos, la douleur s'efface peu à peu.

Apport de la Technique Nadeau:

Ne vous privez pas des bienfaits de la Technique Nadeau pour autant. Ces exercices doux, **que vous pratiquerez au rythme qui vous convient**, vous feront le plus grand bien.

En effet, la Technique Nadeau, tout comme les hormones cardiaques que vous prescrit peut-être votre médecin, stimule votre cœur. C'est précisément ce dont vous avez besoin. L'angine de poitrine est souvent la conséquence d'une faiblesse cardiaque.

Respirez amplement pendant que vous faites vos exercices. C'est une excellente thérapeutique. Une respiration profonde et régulière influe positivement sur la régularité des battements cardiaques en procurant au cœur tout l'oxygène nécessaire à son activité.

Qui plus est, une respiration appropriée évacue les toxines de votre organisme. On sait que les angineux souffrent souvent d'anxiété. Or, les milieux scientifiques reconnaissent aujourd'hui que l'anxiété — et tout autre état mental négatif — produit des toxines qui se logent dans le corps et le rendent plus vulnérable aux maladies.

Prenez l'habitude de compléter vos séances d'exercices par une courte relaxation pendant laquelle vous relâchez successivement les muscles de votre corps. C'est une autre façon de désintoxiquer votre corps. Profitez de ces moments de repos pour oublier vos préoccupations. *(Consultez le chapitre 5 sur la visualisation.)* Fuyez les situations qui vous stressent inutilement.

Pour terminer, voici un conseil judicieux du Dr H.C.A. Vogel pour prévenir la crise d'angine:

«Grâce à une bonne technique respiratoire, c'est-à-dire en expirant lentement, profondément, on pourra souvent éviter une crise qui commence.»

Témoignages:

Grâce à la Technique Nadeau que j'ai suivie ici au Centre Colette Maher, me voilà en excellente forme physique. L'angine était ma parfaite compagne depuis 15 à 20 ans. Maintenant, plus de douleurs. Mon cardiologue, Dr Ropnanine Singh, m'a supprimé tout médicament après trois mois de Technique Nadeau.

De plus, depuis une quinzaine d'années, je ne pouvais m'endormir sans ingurgiter des somnifères. Maintenant, je dors beaucoup mieux rien qu'avec des produits naturels. Bravo pour la Technique Nadeau, et mille mercis à madame Colette Maher!

Tout le monde devrait suivre cette technique que je recommande fortement, c'est-à-dire avec toute l'ardeur de mon âme. Une fois de plus mille mercis. Je vous dois un retour à la santé.

Donalda Lafontaine, Montréal

Comme je faisais de l'angine depuis plusieurs années, le 1ᵉʳ janvier 1989, j'ai décidé de me prendre en main et de pratiquer la Technique Nadeau. La semaine dernière, lors d'une visite de routine chez mon médecin, surprise! tout est revenu à la normale! Mon médecin a trouvé cela tellement merveilleux qu'il m'a demandé le livre de la Technique Nadeau, en anglais. Merci monsieur Nadeau, vous m'avez transformée!

Jeannette Demers, Montréal

Arthrite

Description:

Il y a quelques années, des chercheurs suisses ont découvert que des jeunes femmes de 18 ans, dont le travail est d'assembler des ordinateurs, développaient de l'arthrite au niveau des épaules à force de maintenir leurs épaules dans la même position huit heures par jour. Ces chercheurs ont donc mis en place un système original: ils ont fait sonner une cloche à de fréquents intervalles. En entendant le son de la cloche, les ouvrières devaient se lever et exécuter une série d'exercices avec leurs épaules pendant une courte période. Non seulement les problèmes d'arthrite ont diminué de façon substantielle, mais la fréquence des accidents de travail a baissé de 75 % en l'espace d'une année.

Après la grippe et les maux de dos, les maladies articulaires comptent parmi les plus élevées. Bien que le mal s'installe souvent dans la deuxième moitié de la vie, il arrive toutefois que des enfants en soient aussi victimes.

Mais qu'est-ce que l'arthrite? «Arthrite» est en fait un terme-valise qui recouvre plus d'une centaine de malaises articulaires dont la gravité varie considérablement.

Rhumatisme articulaire aigu, sciatique, lumbago, épicondylite («tennis elbow»), tendinite, oignon, bursite, goutte, algies, ne sont que quelques-unes des formes que peut prendre cette maladie. Contrairement à l'arthrose (voir page 45), l'arthrite se manifeste souvent de façon sporadique. Celle-ci est caractérisée par des inflammations aiguës, souvent douloureuses, au point d'empêcher tout mouvement qui implique la partie atteinte. Elle peut n'être que passagère. C'est souvent le cas de l'arthrite infantile qui correspond à des poussées de croissance rapide.

Chez les adultes, l'arthrite revêt plus souvent un caractère de permanence, surtout si elle s'attaque aux articulations. Lorsque celles-ci sont atteintes, elles deviennent douloureuses, rouges et enflées. L'inflammation produite entrave la mobilité. Peu à peu les mouvements deviennent douloureux et perdent de l'amplitude.

Apport de la Technique Nadeau:

L'ensemble du corps médical reconnaît que l'exercice joue un rôle capital dans la lutte contre l'arthrite. Une pratique journalière de la Technique Nadeau rend à peu près impossible l'apparition de l'arthrite. Et dans les cas où la maladie aurait déjà commencé à faire des ravages, la Technique Nadeau met un frein à la dégénérescence osseuse.

«Il n'est pas nécessaire de faire des exercices épuisants ou ennuyeux. Des mouvements lents et gracieux, avec alternance de contraction et de relâchement, suffisent à activer votre circulation sanguine et à maintenir une certaine souplesse.»

Les mouvements de la Technique Nadeau sont donc tout indiqués pour revitaliser vos articulations et leur rendre leur mobilité. Vous ne devez cependant pas forcer la note. Exécutez ensuite vos exercices à votre rythme même si, pour ce faire, vous devez bouger moins vite que le reste de votre groupe.

Cette recommandation est particulièrement importante si ce sont vos membres inférieurs ou votre bassin qui sont affectés, car la Technique Nadeau sollicite davantage ces deux parties de votre corps.

Arthrite post-traumatique: Dans les cas d'arthrite post-traumatique, après une fracture sévère ou une opération au niveau articulaire, il est possible que la personne affectée ressente des douleurs accompagnées d'une certaine difficulté à bouger. Des dépôts de calcium se forment parfois aux endroits concernés.

La colonne vertébrale et principalement la région cervicale peuvent être le siège de dommages importants. Il faut donc travailler avec la plus grande vigilance. N'hésitez pas à signaler tout inconfort à votre professeur.

Portez une attention spéciale à la précision des mouvements. Vous pouvez avoir tendance à les modifier pour protéger une articulation douloureuse ou pour compenser un manque de souplesse.

Supposons, par exemple, que votre genou droit soit affecté. Vous serez alors porté à transférer le poids de votre corps sur la jambe gauche. Ceci constitue une bonne pratique dans la mesure où les mouvements n'entraînent pas d'irritation dans les parties affectées.

Rappelons qu'il est toujours fondamental de rester à l'écoute de votre corps. Particulièrement lorsque vous apprenez de nouveaux mouvements. Dès que les exercices vous semblent trop exigeants, ralentissez la cadence et vérifiez l'exactitude de leur exécution. Au besoin, arrêtez-vous pour prendre un peu de repos. Tout le monde n'a pas la même capacité ni la même souplesse. Respectez vos limites.

Même si les exercices vous semblent fastidieux, surtout au début, n'abandonnez pas trop vite la partie, car s'il existe une technique qui peut vous aider à retrouver votre mobilité, c'est bien la Technique Nadeau.

En plus de redonner de la mobilité à vos articulations par la répétition de mouvements lents et doux, la Technique Nadeau combat l'arthrite via le sang.

D'une part, elle stimule la respiration, ce qui augmente l'apport d'oxygène véhiculé par le sang. D'autre part, elle accélère la circulation sanguine. Le sang qui circule plus rapidement apporte plus souvent du sang frais aux différents organes et, du même coup, les libère des toxines qu'ils renferment. Tout l'organisme se purifie.

Témoignages:

Je souffre d'arthrite à la nuque et à l'épaule droite. Après seulement deux mois de pratique assidue de la Technique Nadeau, la douleur a considérablement diminué. Je bouge plus facilement la tête. De plus, je me sens plus énergique, plus disciplinée, les problèmes quotidiens sont moins pénibles qu'auparavant. Je me sens plus calme et plus détendue. J'exerce aussi plus de contrôle sur mes émotions.

Édith Parent, Montréal

Je me sens mieux du point de vue santé. Mes douleurs arthritiques aux jambes, le matin particulièrement, ont beaucoup diminué. Grand merci à mon professeur Marie-Claire Clément, qui m'a bien soutenue dans la pratique de mes exercices.

Marjo La Salle, Outremont

Arthrose

Description:

Les mots «arthrose» et «arthrite» appartiennent à la même famille. Quoi que la différenciation entre ces deux maladies soit quelque peu arbitraire, on s'entend généralement pour dire que l'arthrose concerne les aspects chroniques et dégénératifs de la maladie tandis que l'arthrite, comme nous l'avons vu, s'applique davantage aux aspects inflammatoires et aigus.

L'arthrose est une maladie chronique qui se caractérise par l'usure plus ou moins prématurée des os. Au début de la maladie, l'arthrosique se sent raide, «rouillé». Il a l'impression de devoir bouger pour assouplir ses articulations, mais il ne ressent pas forcément de la douleur. Comme le mentionne Michel Bontemps dans son *Encyclopédie de santé familiale*, «Une douleur d'arthrose caractéristique se fait oublier au repos, ne vous réveille pas la nuit, s'accentue avec l'effort et vous donne l'impression que vous allez devoir changer de position pour parvenir à vous «dérouiller». Ce n'est que dans le deuxième stade d'évolution que la douleur peut s'installer, devenir permanente ou réveiller le malade au milieu de la nuit.»

L'arthrose est la conséquence:

- de traumatismes (accidents, petits chocs à répétition dans les sports de compétition par exemple, mauvaise posture de travail),
- d'une irrigation sanguine pauvre,
- d'une malformation articulaire,
- d'un mauvais fonctionnement des glandes,
- d'une déficience héréditaire, etc.

Apport de la Technique Nadeau:

Quelle que soit la cause de votre arthrose, la Technique Nadeau vous rendra de fiers services, surtout si vous la mettez en pratique aussitôt que les premiers symptômes apparaissent. Vous réduirez ainsi considérablement la dégénérescence des os.

Vous devez toutefois agir avec prudence. Consultez la section sur l'arthrite pour vous familiariser avec les recommandations d'usage. Elles sont les mêmes que pour l'arthrose.

Témoignages:

J'ai commencé à faire la Technique Nadeau, il y a six ans, à la suite d'une crise d'arthrose. J'en fais tous les jours et je suis en parfaite santé. Je n'ai jamais pris aucun médicament pour mon arthrose. Le médecin qui m'avait soigné m'avait recommandé de faire des exercices avant de me prescrire des médicaments. Ma pression est bonne pour une personne de 68 ans. J'ai toujours recommandé la Technique Nadeau à qui veut bien l'entendre.

Paul Cormier, Saint-Léonard

Souffrant d'arthrose à la hanche droite, aux côtes, aux cervicales, j'étais la plupart du temps assez incommodée dans mes activités. Je me fatiguais facilement. Depuis que je pratique les exercices de la Technique Nadeau, je suis comme rajeunie, enthousiasmée, sinon guérie... J'ai le ferme espoir qu'avec de la persévérance, je vaincrai les maux qui m'affligent. Comptez sur moi pour vous faire connaître, vous, et aussi la Technique Nadeau.

Isabelle Bérubé, Montréal

Asthme

Description:

L'asthme se manifeste par une gêne respiratoire accompagnée de troubles de la circulation et de fortes sécrétions de mucus.

Les crises d'asthme surviennent souvent la nuit. Le malade se réveille avec une sensation d'étouffement qui va en s'accentuant. Au sommet de la crise, qui peut durer entre 30 et 60 minutes, la respiration devient si pénible que le malade doit déployer toute son énergie pour inhaler un tant soit peu d'air. L'inspiration s'effectue lentement et l'expiration est encore plus pénible. Les poumons restent gonflés d'un air qui ne se renouvelle à peu près pas.

Cette phase est suivie d'une toux pendant laquelle le malade crache du mucus. La respiration redevient ensuite normale et tout rentre dans l'ordre.

On distingue trois types d'asthme: l'asthme nerveux, l'asthme bronchique et l'asthme cardiaque.

Apport de la Technique Nadeau:

L'asthmatique bénéficiera immensément de la pratique de la Technique Nadeau, à condition de respecter certaines règles.

D'abord, dans le cas d'un asthme bronchique, sachez qu'il est capital que la salle dans laquelle vous vous exercez soit exempte de poussières, de fumées de tabac ou autres. Ces mesures d'hygiène sont toujours importantes pour vous, mais elles le sont encore davantage lorsque vous faites de l'exercice, car votre activité respiratoire s'intensifie. Dans un air malsain, vous respirez donc une quantité accrue de toxines.

Amenez la température à un degré confortable et évitez un taux d'humidité trop élevé. Si vos crises d'asthme surviennent dans des périodes de stress, d'insécurité ou de surmenage, vous souffrez probablement d'asthme nerveux. Il est alors important que votre pratique de la Technique Nadeau ne soit pas envisagée comme une charge supplémentaire, ou un devoir à accomplir.

Faites-en plutôt une occasion de décompresser, d'apaiser votre mental, bref de vous détendre. Les asthmatiques ne respirent pas suffisamment. Portez donc une attention toute spéciale à votre respiration. Le mouvement thoracique de la vague exerce un véritable massage qui stimule et fortifie vos poumons.

Le travail respiratoire qui en découle contribue à évacuer de grandes quantités de toxines, y compris celles qui déclenchent vos crises. N'oubliez pas que l'asthme est d'abord une maladie allergique.

Témoignage:

Asthmatique depuis six ans, j'ai dû prendre ma retraite un an avant le temps. Le médecin, m'ayant prescrit des médicaments, j'en étais arrivé à contrôler mon asthme assez bien.

Graduellement, j'ai développé une allergie à une des composantes des médicaments. J'ai dû être hospitalisé d'urgence à plusieurs reprises. À ma dernière visite, on me garda sous observation pendant 48 heures. Ma médication a été révisée et tout est rentré dans l'ordre mais non sans me laisser la crainte d'avoir une autre crise. Mon état nerveux allait en se détériorant. Je ne voulais même plus rester seul à la maison de peur qu'une autre crise survienne.

Depuis un an, je me fais un devoir d'exécuter mes mouvements quotidiennement. À la fin de mon deuxième cours, j'ai eu la nette impression qu'on venait de me remettre dans les mains un outil qui me permettrait de continuer à vivre en bonne santé.

Ma santé s'est beaucoup améliorée. Je tonds régulièrement mon gazon, et sans effort. Je ne me suis pas servi de mon compresseur avec masque à oxygène depuis six mois et mon système nerveux s'est amélioré à 80 %.

Je ne peux faire autrement que de conseiller, à tous ceux qui ont le goût de rester jeunes longtemps, de profiter des nombreux avantages de la Technique Nadeau. Pour ma part, j'en ai fait une règle de vie.

Jacques Groleau, Montréal

Cellulite

Description:

La cellulite est cette couche de graisse «envahissante», à l'apparence de fromage cottage ou de pelure d'orange, qui s'accumule autour des cuisses, des fesses, des jambes, des bras, sur le ventre et la poitrine.

Le Dr Solomon et Johns-Hopkins de l'Université de Baltimore (Maryland) ont procédé à une analyse comparative de cellules provenant de corps gras et de cellulite. Les résultats des analyses ne démontrent aucune différence entre les deux types de cellules.

Apport de la Technique Nadeau:

Selon cette étude, la cellulite ne nécessiterait donc pas de traitement spécial. Tout comme pour l'amaigrissement, il suffit d'adopter une diète convenable et de faire de l'exercice.

La Technique Nadeau est donc tout indiquée pour faire fondre la cellulite. Elle est particulièrement efficace lorsque vous effectuez vos mouvements à la vitesse maximale soit 1200 mouvements par séances de 20 minutes.

André Van Lysebeth, maître en yoga et auteur renommé de plusieurs livres sur le sujet, mentionne que trois minutes par jour de «hoola hoop» (qui est l'équivalent de la rotation du bassin de la Technique Nadeau) fortifie et affine les cuisses et contribue à gommer les placards cellulitiques, surtout la fameuse «culotte de cheval».

Témoignages:

Depuis que je pratique la Technique Nadeau chaque matin, je constate une amélioration de mon système digestif, qui a toujours été assez paresseux. Je constate aussi un changement au niveau de mes jambes qui deviennent plus fermes. J'ai maintenant beaucoup moins de cellulite.

Denyse Chaput, Ville Saint-Laurent

Depuis que je fais de la Technique Nadeau, je me sens mieux, je n'attrape plus la grippe, j'ai moins souvent mal à la tête, je suis plus en forme et j'ai moins de cellulite.

Denise Massé, Montréal

Circulation sanguine (Mauvaise)

Description:

Les effets qu'entraîne une mauvaise circulation sanguine sont multiples: varices; plaques rouges ou violacées au niveau des jambes, des bras ou du visage; mauvaise oxygénation cellulaire; engourdissements; perte de clarté mentale; paresse de plusieurs organes; etc.

Les causes de ces désordres diffèrent quelque peu d'une personne à une autre, mais parmi les plus fréquentes on remarque le manque d'exercice, une température ambiante trop élevée et une alimentation trop riche. Une trop grande consommation de matières grasses provoque en effet une accumulation de gras au niveau des artères et ralentit ainsi la circulation sanguine. De plus, ce surplus de gras alourdit le sang qui aura alors tendance à stagner dans les extrémités.

À vitesse normale, «votre sang circule 215 fois plus vite qu'un satellite interplanétaire, 450 fois plus vite qu'une navette spatiale et 5400 fois plus vite que le son». Mais tel n'est pas le cas lorsque votre système est encrassé. (Référence Rika Zaraï, *Mes secrets naturels pour guérir et réussir*, Éditions J.C. Lattès)

Apport de la Technique Nadeau:

Avec la pratique, vous arriverez tôt ou tard (c'est peut-être déjà le cas) à exécuter 1200 mouvements pendant les 20 minutes que dure une séance. À cette cadence, la Technique Nadeau procure une bienfaisante accélération du rythme cardiaque et assure ainsi une meilleure circulation sanguine dans l'ensemble du corps.

Le cœur qui pompe normalement environ 13 litres de sang par minute peut en pomper jusqu'à 25 lorsque vous atteignez cette vitesse d'exécution. Ce débit sanguin accéléré exerce un véritable nettoyage cellulaire. L'irrigation

51

sanguine accrue oxygène en profondeur les différents tissus et active proportionnellement l'évacuation des toxines.

Les bienfaits de la respiration profonde — qui accompagne la Technique Nadeau — sont loin d'être négligeables. Je cède encore la parole à André Van Lysebeth qui, soit dit en passant, fut mon maître en yoga: «La respiration profonde, outre qu'elle est relaxante, constitue un des moteurs les plus actifs de la circulation. Le diaphragme est un second cœur puisque ses mouvements de piston gonflent la base des poumons, lesquels aspirent ainsi du sang veineux en grande abondance. La circulation veineuse étant accélérée, le cœur proprement dit est bien alimenté en sang par l'arrière...; il en résulte une amélioration notable de la circulation générale.»

Témoignages:

Lors de mon cinquantième anniversaire de mariage en août dernier, je me voyais presqu'en fauteuil roulant tant j'éprouvais de la peine à marcher. Après deux mois de pratique de la Technique Nadeau, j'ai cessé presque tout à fait de prendre des médicaments analgésiques pour mes pieds. Ma circulation sanguine s'est tellement améliorée que je crois que je pourrai danser aux fêtes cette année!

Antoinette Rocheleau, Montréal

Moins de difficultés à dormir. Un peu moins stressée. Meilleure circulation au niveau des jambes...

Doris Dubé, Montréal

Cholestérol (Taux élevé de)

Description:

Lorsqu'on entend parler de cholestérol, c'est souvent d'une façon négative. Comme si tout cholestérol était mauvais. Pourtant, ce n'est pas le cas.

Il existe d'abord «le cholestérol», une matière lipide transportée par le sang, dont le rôle est capital. Le cholestérol est un constituant essentiel de la membrane cellulaire, il entre dans la fabrication de nombreuses hormones et autres substances vitales.

Par ailleurs, lorsque ce bon cholestérol se retrouve en excès dans l'organisme, son action devient pernicieuse. Le sang qui s'occupe de distribuer le cholestérol aux différents tissus du corps se décharge alors des stocks inutilisés en les déposant sur les parois des artères. À la longue, ces dépôts finissent par entraver la bonne circulation du sang et risquent de provoquer des attaques cardiaques.

En général, plus votre taux de cholestérol est élevé, plus vous risquez de voir apparaître des problèmes coronariens. Mais ce n'est pas toujours le cas. Pour différentes raisons, il semble que le bon cholestérol se transforme plus facilement en mauvais cholestérol dans certaines circonstances. Il est donc possible d'avoir un taux élevé de cholestérol sans que celui-ci se transforme en mauvais cholestérol pour autant.

Apport de la Technique Nadeau:

À l'instar de toute forme d'exercice (voir *Cœur*), la Technique Nadeau est un excellent moyen de diminuer les dépôts de cholestérol sur les parois artérielles.

Si votre poids est trop élevé, la Technique Nadeau vous permettra également d'éliminer des kilos en trop. Chaque kilo de matières grasses correspond à environ 1 ml/dl de la quantité totale du cholestérol sanguin. Évidemment, vous perdrez plus facilement du poids si vous effectuez vos exercices à une vitesse accélérée.

Par ailleurs, comme les problèmes de cholestérol se doublent souvent de problèmes coronariens, veillez à ne pas surmener votre cœur. Lorsque vous ressentez une certaine fatigue, offrez-vous un petit moment de répit.

Combinez votre pratique à un régime alimentaire adéquat: peu de gras saturés et beaucoup de fibres alimentaires.

Cultivez un esprit positif et apprenez à relaxer. Des études récentes démontrent que le stress fait monter le taux de mauvais cholestérol.

Témoignage:

(Lettre adressée à M. Nadeau) Lors d'un entretien avec vous au printemps dernier, durant mon apprentissage de la Technique Nadeau, je vous avais fait part de mon taux inquiétant de cholestérol. Vous m'avez alors assuré que si je pratiquais régulièrement mes exercices, je n'aurais plus à m'en faire, que tout redeviendrait normal.

J'ai suivi vos conseils avec assiduité. Depuis deux mois, j'ai atteint le maximum: 1200 mouvements par jour. La semaine dernière, je devais subir une prise de sang afin de connaître l'évolution de mon taux de cholestérol. J'étais un peu inquiet à cause de ma négligence diététique au cours de l'été. J'ai même augmenté mon poids de cinq livres. À ma grande surprise, mes tests indiquaient un taux redevenu NORMAL. Même mon médecin s'est montré surpris. Il n'avait jamais vu quelqu'un prendre du poids tout en réduisant considérablement son taux de cholestérol.

Jean Gagnon, Montréal

Cœur (Maladies du)

Description:

Le nombre des maladies cardiaques augmente sans cesse en cette fin de siècle. Celles-ci sont passées au premier rang des maladies qui caractérisent nos sociétés modernes. Le rythme effréné que s'impose une grande majorité des Occidentaux, le stress lié au travail, l'alimentation (riche en matières grasses saturées) ainsi que la cigarette sont autant de facteurs qui contribuent à leur prolifération.

Mais le manque d'exercice est aussi un facteur important. Le chercheur Dean Omish, de l'Université de Californie, a observé qu'un régime végétarien, associé à la pratique d'exercices physiques, contribue à réduire les problèmes reliés au cœur: il a, entre autres, noté une diminution notable du taux de cholestérol sanguin ainsi que du degré d'obstruction des artères.

Apport de la Technique Nadeau:

Comme vous le savez sans doute, c'est à la suite d'un infarctus que M. Nadeau a créé la Technique Nadeau. Il a créé cette méthode de travail parce qu'il refusait de passer le reste de ses jours rivé à ses pantoufles et sous le joug des médicaments. M. Nadeau avait sans doute le cœur faible, mais la tête «dure».

Il a donc commencé par explorer les manuels de biologie pour mieux comprendre le fonctionnement du corps. Ses recherches l'ont amené à la constatation suivante: des exercices appropriés et une bonne oxygénation devaient lui permettre de recouvrer la santé. Il a donc élaboré une série d'exercices de son cru et les a mis en pratique. Les résultats de sa méthode furent spectaculaires. Au bout de neuf mois, M. Nadeau était un autre homme. Un homme remis à neuf!

Fait intéressant, des études ont prouvé que les personnes qui ont une vie affective bien remplie sont moins souvent victimes de troubles cardiaques. Ce qui donne raison à la croyance populaire que «les peines d'amour brisent le cœur».

Témoignages:

Je voyais un cardiologue annuellement. J'avais une artère bloquée depuis environ 20 ans et, depuis le début de ma ménopause, ma pression artérielle était très élevée. Je devais la contrôler avec des médicaments. J'avais également plusieurs autres problèmes qui surviennent avec l'âge: insomnie, constipation, nervosité, début d'arthrite.

Maintenant, je peux vous dire avec fierté qu'en six mois de Technique Nadeau, tous mes problèmes de santé se sont envolés. Même mon artère est débloquée. Mon cardiologue n'en revient pas et mon médecin de famille, que je vois très rarement maintenant, me dit toujours que j'ai une pression de jeune fille. Il me prescrit de continuer de pratiquer la Technique Nadeau. Si tout le monde faisait comme moi, on n'aurait plus besoin de construire des foyers pour les personnes âgées. Voyez, je ne prends plus aucune médication et je me sens en grande forme...

Fernande Meloche, Rockland

J'avais un problème au niveau du cœur, il battait trop vite. Après une série de cours sur la Technique Nadeau, je remarque une importante amélioration. Mon cœur se stabilise beaucoup et je suis moins essoufflé quand je fais un effort. Il faut pratiquer les mouvements régulièrement.

Eucher Desroches, Montréal

Je suis diabétique, opérée à cœur ouvert en 1981-1983. Pontages corto-coronariens, sept heures sur la table d'opération pour un anévrisme au cœur... J'ai fait deux infarctus aigus en 1986. J'ai subi une opération pour des ulcères d'estomac perforés en 1987, suivie de 12 jours de folie à crier, à hurler, jour et nuit à l'hôpital. La noirceur totale!...

J'avais une certaine angoisse à suivre la Technique Nadeau surtout pendant le premier cours. J'ai pris la précaution d'en parler avec mes médecins. Je fais mes exercices chaque jour et ma santé mentale autant que physique s'améliore de jour en jour. Je sens que des énergies se débloquent en moi qui me font avancer dans ce cheminement vers la santé que j'ai amorcé depuis à peu près deux ans. Je suis heureuse, je veux équilibrer mes trois corps: spirituel, physique et mental. Vive la Technique Nadeau!

Pauline Bourque, Montréal

Constipation

Description:

La constipation est un désordre à ne pas prendre à la légère. Ses conséquences sont nombreuses et, à la longue, elles engendrent des problèmes parfois sévères. Les selles qui séjournent dans l'intestin se putréfient et produisent des toxines qui traversent la membrane du côlon et se retrouvent dans le sang. Ainsi, la constipation donne lieu à une véritable intoxication du corps.

Au niveau de l'estomac, elle peut provoquer des ptoses (descentes), des ulcères et le cancer. Elle peut également provoquer l'insomnie, des états dépressifs ou de l'irritabilité. Elle occasionne souvent des hémorroïdes. Elle rend les jambes lourdes, fait apparaître sciatique et varices. Au niveau du bas-ventre, la constipation crée un milieu favorable aux infections des organes génitaux. Et ainsi de suite.

La constipation est causée par divers facteurs et affecte plus souvent les femmes que les hommes. Environ 80 % des femmes connaissent des problèmes plus ou moins sévères de constipation. La grossesse est une période particulièrement propice. Le poids et le volume de l'utérus compriment alors les intestins et nuisent au transit des selles. Plusieurs femmes souffriront de constipation durant les règles et les quelques jours qui précèdent cette période.

La constipation peut également être provoquée par des fissures anales qui rendent la défécation difficile ou encore par un désordre nerveux qui empêche de ressentir le besoin de défécation.

Souvent, c'est une faiblesse des muscles abdominaux qui entraîne la constipation. Lorsque le ventre manque de tonus, les intestins s'affaissent, ce qui entrave leur bon fonctionnement.

Apport de la Technique Nadeau:

Les exercices de la Technique Nadeau fortifient la sangle abdominale et procurent ainsi un support adéquat aux organes du ventre. De plus, les mouvements exécutés stimulent l'élimination intestinale en effectuant un massage doux et prolongé sur l'abdomen. En attendant que la Technique Nadeau ait fait son effet, consommez quelques pruneaux trempés le soir au coucher, ou à jeun le matin. Mangez suffisamment de légumes et de fruits.

Témoignages:

Dès la seconde semaine des cours, j'ai constaté une nette amélioration au niveau des intestins. Après sept semaines, je ne prends plus de médicaments pour me soulager.

Michèle Pesant, Montréal

Pendant deux ans j'ai été souvent constipée, je prenais du *Métamucil* pour venir à bout de ce problème. Depuis trois semaines, j'ai cessé de recourir à cette médication pour voir si les exercices Nadeau m'aideraient en ce sens, et ça a marché.

Dernièrement, un décès chez mes proches m'a empêché de faire mes exercices et j'ai été de nouveau constipée. J'ai recommencé mes exercices et tout est rentré dans l'ordre. Merci!

Lise Giroux, Montréal

Diabète

Description:

Le diabète résulte d'une production insuffisante de l'insuline par le pancréas. Le rôle de cette hormone est primordial, car c'est l'insuline qui métabolise le taux de sucre dans le sang. Lorsque ce taux dépasse 1,10 g, on diagnostique un prédiabète alors qu'un taux supérieur à 1,30 g dénote un diabète.

Les symptômes généralement ressentis par un diabétique sont les suivants: prise de poids, perte de cheveux, peau sèche, eczéma, vertiges, fatigue, impression de soif permanente.

Le diabète se manifeste souvent à la suite d'une perturbation psychique. La perte d'un proche, une séparation, la perte d'un emploi et le stress peuvent être des éléments déclencheurs. Le diabète se traite avec une diète, par médication orale et parfois avec des injections quotidiennes, lorsque la crise est trop sévère.

Apport de la Technique Nadeau:

Je cède ici la parole au docteur Jean-Marie Fournier, médecin-conseil de la Technique Nadeau. «Rappelons d'abord que le diabète se caractérise par une élévation anormale du sucre (glycémie) dans le système sanguin: conséquence d'une sécrétion déficiente de l'insuline par le pancréas. Cet organe glandulaire est localisé profondément dans l'abdomen, derrière l'estomac et se prolonge jusque vers la rate.

«Les deux premiers mouvements de la Technique Nadeau produisent un massage profond et répété du plexus solaire, de l'aorte abdominale et des organes intra-abdominaux, favorisant ainsi une meilleure perfusion sanguine et une libération accrue de l'influx nerveux (énergie). Au niveau du pancréas, il s'ensuit une production améliorée de la sécrétion hormonale (insuline).

«De plus, les mouvements de la Technique Nadeau, par leur amplitude, leur régularité et leur exigence, constituent un excellent exercice qui influe le métabolisme des glucides (sucres) dans l'organisme. On connaît l'importance pour les diabétiques de bien doser leurs exercices quotidiens pour éviter les écarts trop marqués de leur glycémie.»

Le docteur Fournier ajoute que «la personne qui se soumet à la discipline qu'impose la Technique Nadeau développe une volonté qui se répercute éventuellement sur son comportement alimentaire».

Ceci dit, même si la Technique Nadeau s'avère efficace pour lutter contre les effets débilitants du diabète, vous ne pouvez pour autant négliger les visites à votre médecin.

Témoignages:

La Technique Nadeau est très efficace pour faire descendre mon taux de glycémie, car je suis diabétique. La pratiquer tous les jours est excellent pour le physique et pour le moral.

Marcel Cléroux, Saint-Lin

Après sept semaines d'exercices, à raison de deux ou trois séances par jour, je constate de l'amélioration. Mon taux de glycémie était presque normal.

Auguste Lincourt, prêtre, Sainte-Hyacinthe

Dos (Maux de)

Description:

Les maux de dos sont légion. Ils constituent une des causes principales d'absentéisme au travail. Nos conditions de vie contribuent largement à leur prolifération. Le manque d'exercice, de longues stations assises ou debout imposées par le travail, la répétition de gestes nocifs, la pratique de sports violents, voilà autant de manières de blesser votre dos.

Les maux de dos sont associés à de nombreuses déficiences et revêtent diverses formes. Qu'il s'agisse d'arthrose, de scoliose, de dérangements vertébraux, d'hernie discale, etc., les douleurs peuvent devenir fort gênantes. Et, malheureusement, la médecine s'avère souvent impuissante dans le traitement de ces douleurs.

Vous comprendrez donc que la Technique Nadeau, dont le but est d'abord et avant tout de procurer à une personne un bien-être global, soit ici tout à fait indiquée.

Si vous souffrez d'un mal de dos diagnostiqué de façon précise, référez-vous à la rubrique correspondante. Si au contraire votre mal de dos est mal défini, lisez ce qui suit, vous êtes concerné.

Apport de la Technique Nadeau:

Dans bien des cas, la Technique Nadeau est un véritable baume pour soulager les maux de dos. Les bienfaits qu'elle procure sont attribués au fait que les exercices Nadeau concernent l'axe vertébral dans toute sa longueur.

En effet, les trois mouvements de la Technique mettent à contribution tous les muscles qui soutiennent la colonne pour l'allonger, l'incliner et faire pivoter les vertèbres les unes sur les autres. C'est toute la mobilité du dos qui est ainsi exploitée. Avec la pratique, la musculature dorsale se fortifie vous mettant ainsi à l'abri de toute une kyrielle de problèmes dorsaux.

Par ailleurs, si votre dos est mal en point, la Technique Nadeau peut aussi faire surgir des douleurs vertébrales. Si cela vous arrivait, sautez quelques jours de pratique pour voir si les douleurs disparaissent. Si ce n'est pas le cas, il serait sage de consulter un spécialiste. Vous avez peut-être besoin d'une consultation médicale.

Si les douleurs disparaissent dans les 36 heures, vous pourrez reprendre vos activités sans risquer de vous blesser. À la longue, ces douleurs devraient disparaître pour de bon.

Témoignages:

En ce qui me concerne, la Technique Nadeau est le point de départ d'une meilleure santé. Je souffrais depuis dix ans de sérieux problèmes: migraines, mal à la colonne vertébrale, mal au dos, douleur aux reins, aux jambes et des pieds *valgus*. Je devais porter des orthèses. Aujourd'hui, grâce à la Technique Nadeau (je fais mes exercices tous les jours depuis quatre mois), je me suis débarrassée des orthèses. Maintenant, c'est quand je les porte que j'ai mal. Je peux même magasiner une journée complète sans ressentir de douleur.

Merci à tous ceux qui aident les gens à revenir en santé grâce à de bons exercices!

Margot Fortin, Charny

J'ai découvert la Technique Nadeau en novembre 1988. Je crois que j'ai découvert «un miracle». J'avais très mal au dos depuis 1983, douleurs au nerf sciatique, perte de sommeil due à la souffrance, j'étais toute croche, la paupière gauche tombait toute seule, je devais avoir un support pour mon bras gauche quand la douleur m'arrachait les nerfs du cou et du haut du dos. J'ai consulté des médecins, deux psychiatres, des masso-thérapeutes, un chiropraticien et un acupuncteur. Rien n'y faisait. Vous étiez mon dernier recours. Mon moral était à plat.

J'ai vu le changement s'opérer dans tout mon corps. Aujourd'hui, je crois à un miracle, je ne manque pas une journée de pratique. Je pourrais remplir une douzaine de pages avec la liste des malaises que j'ai supportés et les bienfaits que je retire de la Technique Nadeau.

Denise Munger, La Tuque

Après plusieurs mois de traitement pour «déviation de la colonne et problème cervical», j'en arrive à la conclusion que la Technique Nadeau m'a fait plus de bien que les nombreux traitements reçus.

L'enseignement reçu m'a permis de contourner le mal tout en soulageant la douleur. Bref, je suis très satisfaite. Une chose est certaine, il n'y a plus que trois mouvements pour moi. La Technique Nadeau est une discipline de vie.

Ginette Favreau, Montréal

Étourdissements (voir «Vertiges»)

Eczéma

Description:

L'eczéma est la plus fréquente des affections cutanées. Son origine est souvent héréditaire. L'eczéma a donc tendance à récidiver tout au long de la vie chez une personne atteinte.

L'eczéma peut apparaître sur toutes les régions du corps. La partie affectée devient rouge, enfle légèrement et se couvre d'un prurit plus ou moins important qui provoque des démangeaisons dont l'intensité va de pair avec la gravité du mal. L'eczéma se présente souvent chez des sujets qui souffrent également d'asthme ou de rhume des foins.

Les crises surviennent le plus souvent à la suite d'une exposition à des matières allergènes; (vernis, nickel, ciment, etc.) mais la chaleur, le soleil et le froid peuvent aussi être des éléments déclencheurs.

Parmi les facteurs internes, la fatigue, le stress, les préoccupations peuvent favoriser l'apparition de crises. L'eczéma est souvent l'indice d'un organisme qui élimine mal ses toxines. Les fonctions hépatique, rénale et intestinale sont donc concernées.

Apport de la Technique Nadeau:

L'eczéma est une maladie pour laquelle la Technique Nadeau s'avère souvent efficace. Cet apport positif est principalement le résultat de la désintoxication de l'organisme. L'action combinée d'une respiration accrue et d'une accélération de la circulation sanguine permettent d'évacuer un grand nombre de toxines.

À ceci s'ajoute l'action mécanique des mouvements sur le foie, les reins et les intestins massés en profondeur, ce qui stimule leur bon fonctionnement.

Témoignages:

Je suis coiffeur pour hommes depuis vingt ans et j'ai commencé à faire de l'eczéma sur les deux mains, le visage et les jambes depuis cinq ans. Mon état était tel, qu'à un moment donné j'avais de la difficulté à fonctionner et à travailler. Mes mains étaient rouge feu jusqu'aux poignets, et si je voulais faire bouger mes doigts, la peau se fendillait et saignait. La nuit, je ne pouvais pratiquement pas dormir, car je me grattais au sang, c'était un vrai supplice quotidien...

En février 1985, j'ai assisté à une soirée d'information à Sherbrooke donnée par monsieur Claude Pépin. Après l'avoir entendu, j'ai organisé quatre cours de dix personnes. Monsieur Pépin venait chaque semaine donner ces cours. Depuis ce temps-là, je pratique les exercices de la Technique Nadeau chaque matin.

Mes mains sont complètement guéries et je ne souffre plus d'eczéma. C'est tout simplement merveilleux. Plus je fais mes exercices, plus je sens ma santé s'améliorer. Je me sens tout simplement transformé.

En terminant, j'aimerais vous dire que la Technique Nadeau a été pour moi une vraie bénédiction. Aucun médicament n'a pu me faire autant de bien...

Lauréat Gosselin, Woburn

Depuis que je pratique la Technique Nadeau, je ne fais plus du tout d'eczéma sur les jambes. C'est la première fois cette année, depuis dix-huit ans, que j'ai pu mettre une robe parce que mes jambes étaient guéries.

France Lepage, Trois-Rivières

Emphysème

Description:

L'emphysème est une maladie chronique qui affecte les poumons. L'air s'infiltre dans le tissu pulmonaire, les alvéoles se détériorent, les bronches se dilatent et l'élasticité des poumons se perd. L'emphysème atteint principalement les hommes de plus de 50 ans.

L'affection se reconnaît à une inspiration courte et rapide suivie d'une expiration longue, pénible et souvent bruyante, et des signes d'essoufflement permanents. La cage thoracique d'un emphysémeux prend des proportions volumineuses en forme de baril.

Apport de la Technique Nadeau:

La Technique Nadeau agit de deux façons différentes sur l'emphysème. D'une part, elle développe progressivement la capacité respiratoire de l'adepte en mettant l'accent sur une respiration profonde et régulière. Cette gymnastique est indispensable pour maintenir la musculature respiratoire en bon état.

D'autre part, la stimulation du système cardio-pulmonaire qui découle des trois mouvements de la Technique Nadeau contribue à rétablir un meilleur fonctionnement des poumons.

Lorsque le malade n'est pas en état de crise, il gagne à pratiquer la Technique Nadeau. Il lui faut cependant travailler avec beaucoup de lenteur au début, afin de permettre à ses poumons de fonctionner adéquatement pendant l'exercice.

Lorsqu'il traverse une crise aiguë, l'emphysémateux devra toutefois s'abstenir de toute forme d'exercice physique. Le repos complet est d'ailleurs de rigueur tant que la crise n'est pas terminée.

Témoignages

J'étais atteint d'emphysème et le simple fait de me lever, d'aller d'une pièce à l'autre, constituait un effort. J'étais bien bas, abattu et à certains moments la panique m'envahissait. J'en avais perdu le goût de vivre. À la suite de la pratique régulière de mes 1200 mouvements de la Technique Nadeau en mars 1985, j'ai fait du ski de fond pendant deux hivers et j'ai parcouru cinq à six kilomètres sans m'essouffler. Un été, j'ai joué cent dix-huit parties de golf. La Technique Nadeau a fait pour moi un miracle, elle m'a redonné le souffle, donc la vie.

Henri Alexandre, Laval

Genoux (Maux de)

Description:

Les problèmes de genoux sont souvent la conséquence d'accidents sportifs: chute en ski, sur la glace ou sur le tatami; chocs répétés provoqués par le jogging ou la course; faux mouvement en gymnastique ou en danse; etc.

Les genoux sont particulièrement vulnérables aux assauts consécutifs que nous leur imposons. Lorsqu'ils sont soumis à trop rude épreuve, les ligaments peuvent s'étirer, et même se déchirer.

Les genoux peuvent aussi être affectés par une maladie de type arthritique. Si tel est votre cas, référez-vous à la rubrique «Arthrite».

Apport de la Technique Nadeau:

À moins qu'ils ne soient mal exécutés, les exercices Nadeau ne risquent pas de blesser vos genoux. Au contraire, ils développent leur force et leur souplesse. Il arrive régulièrement que des personnes qui se plaignaient de douleurs aux genoux se sentent mieux après quelques semaines de Technique Nadeau.

Si l'exécution des exercices Nadeau réveille des douleurs dans vos genoux, demandez à votre professeur de vérifier l'exactitude de vos mouvements. Les personnes qui présentent une certaine faiblesse aux genoux doivent parfois réduire l'ampleur de certains mouvements afin de ménager les ligaments concernés.

Témoignage:

À l'âge de trois ans, j'ai été atteinte d'une attaque de polio qui a handicapé le bas de ma jambe droite. Avant de suivre la Technique Nadeau, je ne pouvais pas faire plus de cent pieds sans ressentir des douleurs aux genoux. Après quelques semaines de Technique Nadeau, je pouvais aller magasiner pendant plusieurs heures sans fatigue et sans douleur.

Marie-Paule Lavergne, Montréal

Grippe

Description:

La grippe est une maladie infectieuse généralement bénigne mais, à l'occasion, elle peut devenir plus sérieuse. Au début du siècle, la grippe a fait plus de victimes que la Première Guerre mondiale en Europe. Heureusement, il ne s'agit là que d'un cas exceptionnel.

La grippe commence souvent par un simple rhume auquel peuvent s'ajouter différents malaises: courbatures, maux de tête, fièvres, douleurs musculaires et troubles respiratoires. Avec des soins appropriés, du repos, une diète liquide pour vider les intestins et l'absorption de vitamine C, on peut généralement reprendre ses activités au bout de quelques jours.

Apport de la Technique Nadeau:

Il n'est pas recommandé — ni plaisant d'ailleurs — de se mettre à l'exercice lorsque vous souffrez de fièvre, que vous vous sentez faible et courbaturé.

Ce n'est donc pas le temps de vous mettre à vos exercices Nadeau. Par contre, si en temps normal vous pratiquez la Technique Nadeau, vous vous donnez de bonnes chances de ne plus contracter de virus grippaux. En effet, la Technique Nadeau renforce le système immunitaire. Ces exercices alliés à une respiration adéquate éliminent les éléments pathogènes et les toxines du corps tout en fortifiant le système immunitaire.

En ce sens, l'exercice agit exactement comme le fait la fièvre à cette différence près que la fièvre se produit lorsque le corps lance un signal de détresse.

L'exercice, au contraire, donne au corps la vigueur nécessaire pour contrer les attaques virales et les états de détresse physique. Les virus sont stoppés bien avant qu'ils ne déclenchent un état de détresse.

Témoignage:

Je sais très bien que la santé n'est un dû pour personne. La santé et le bonheur ne se méritent que par un effort quotidien. Celui de créer de bonnes habitudes de vie: exercices Nadeau, bonne alimentation, attitude mentale positive, sourire, etc. Tout cela développe un merveilleux équilibre dans l'être humain et nous conduit vers les chemins de la Santé et du Bonheur.

Je peux témoigner que La Technique Nadeau crée une plus grande résistance aux maladies virales. Je ne connais plus la grippe. Quel plaisir de passer l'hiver sans tousser et sans me moucher. Je sens mon corps rempli d'énergie, parce que nourri d'éléments de base. Penser à soi n'est pas du temps perdu. Au contraire, lorsqu'on se sent satisfait dans ses besoins, on est plus en mesure d'aller vers autrui et d'offrir son aide. Pour tout dire, la Technique Nadeau est une bénédiction dans ma vie et dans celle de ma famille.

Angèle Tremblay, Sainte-Anne de Beaupré

Grossesse

Description:

La grossesse n'est évidemment pas une maladie. Par contre, elle fait souvent ressurgir des problèmes latents. Ainsi une faiblesse au niveau de la colonne vertébrale peut, à cause du poids du ventre, s'aggraver légèrement et réveiller des douleurs.

Les organes de la digestion, comprimés par l'utérus, fonctionnent avec un peu moins d'aisance. Les femmes enceintes sont souvent aux prises avec des problèmes de constipation.

À cause de l'augmentation du volume sanguin, la circulation sanguine tend à ralentir. Le foie, plus sollicité que d'ordinaire, peut présenter des signes de faiblesse.

Les femmes enceintes se plaignent souvent de douleurs dans la région lombaire. Celles-ci sont dues au poids de l'utérus que le bas du dos doit soutenir et aux exigences du fœtus en matière d'énergie.

Apport de la Technique Nadeau:

Voilà autant de raisons de pratiquer la Technique Nadeau. Dans la majorité des cas, celle-ci prévient l'apparition de tous ces problèmes. Et si ceux-ci ont déjà eu le temps de s'installer, la Technique Nadeau procure un net soulagement, et même, après quelques semaines d'exercices réguliers, permettra à ces maux de disparaître.

Mais il y a mieux, la Technique Nadeau prépare les futures mères à l'accouchement. De nombreux changements s'effectuent naturellement dans le corps d'une femme enceinte: les ligaments et les articulations s'assouplissent, certains muscles s'étirent et se tonifient, etc. Mais si vous pratiquez la Technique Nadeau, vous bonifiez ce travail naturel de votre corps. Vous lui donnez un petit coup de pouce qui fera toute la différence au moment de votre accouchement, et dans les semaines qui suivront.

La respiration profonde qui caractérise la Technique Nadeau est également très salutaire pour vous et pour votre bébé.

Attention! Durant le premier trimestre, les risques de fausses-couches sont plus élevés. La femme enceinte doit donc travailler avec prudence durant cette période. Les deux semaines qui précèdent l'accouchement commandent la même vigilance afin de ne pas déclencher un travail prématuré.

Après un accouchement normal, vous devez attendre une dizaine de jours avant de vous remettre à la Technique Nadeau. Dans les cas d'accouchement plus compliqués (déchirure majeure au périnée, césarienne, hémorragie, etc.) quelques semaines d'attente supplémentaires s'imposent.

Compte tenu du poids de votre corps qui augmente durant la grossesse, portez une attention spéciale aux articulations de vos membres inférieurs. Si vous ressentez de la fatigue, écourtez vos séances ou adoptez un rythme plus lent.

Témoignage:

Quand j'ai débuté le cours de Technique Nadeau, j'ignorais que j'étais enceinte. Lorsque je l'ai appris, on m'a suggéré d'attendre d'être rendue à mon troisième mois de grossesse pour poursuivre. La Technique Nadeau sera un complément à mes exercices des cours prénatals. J'avais décidé de m'inscrire à ce cours, car je recherchais une forme d'exercices qui n'était pas violente et qui me permettrait de rester en forme. Je crois vraiment avoir trouvé ce que je recherchais. Je sais que je l'apprécierai, surtout après l'accouchement. Merci de votre gentillesse à tous!

Anne-Marie Guépin, Montréal

Hémorroïdes

Description:

Les hémorroïdes sont causées par la dilatation des veines qui irriguent l'anus et le rectum. Le sang s'accumule dans les petites poches formées par cette dilatation.

Différents facteurs provoquent l'apparition d'hémorroïdes. La constipation en est la cause principale parce qu'elle oblige à forcer pour évacuer les selles et soumet ainsi la région anale à une pression exagérée.

Une station assise prolongée sur le siège de la toilette est une autre cause importante. Celle-ci favorise le relâchement des sphincters (muscles circulaires qui entourent l'anus) de l'anus. Le muscle devenu atonique (relâché) encourage la stagnation du sang.

Les hémorroïdes peuvent aussi apparaître durant la grossesse à cause du poids et du volume de l'utérus qui créent une forte pression sur les organes du bas-ventre.

Apport de la Technique Nadeau:

Dans les cas d'hémorroïdes mineures, troubles circulatoires, malaises autour de l'anus, vous pouvez vous attendre à des résultats assez spectaculaires en pratiquant les exercices Nadeau.

Si les hémorroïdes sont occasionnées par une atonie des sphincters de l'anus, l'alternance des contractions et des relâchements de ces muscles, provoquée par le mouvement de rotation du bassin, raffermit tout la région pelvienne.

Surveillez aussi votre alimentation. Quelques pruneaux trempés dans l'eau, que vous mangerez le soir avant de vous mettre au lit ou le matin à jeun, favoriseront le transit intestinal. Consommez suffisamment de fibres et «coupez» les fromages.

Témoignage:

Depuis une trentaine d'années, je souffrais d'hémorroïdes. Non chroniques, celles-ci se présentaient sous forme de crises à trois ou quatre reprises chaque année. Inutile de vous dire que c'était très désagréable et assez douloureux. Maintenant, grâce à la Technique Nadeau, je suis débarrassé de ce mal plutôt gênant. J'attribue ma guérison au fait que la pratique de la Technique Nadeau permet le brassage et le massage des intestins et des organes vitaux, ce qui contribue sans aucun doute à une meilleure assimilation des aliments. Aujourd'hui, je pratique régulièrement la Technique Nadeau. Je ne peux m'en passer, cela fait trop de bien. C'est un minimum d'exercices que je m'impose. Elle me permet de garder un corps svelte et harmonieux. Vive la Technique Nadeau, c'est le meilleur exercice que j'aie jamais pratiqué.

René Grenier, Saint-Vincent de Paul

Hernie discale

Description:

Entre les vertèbres qui forment la colonne vertébrale se situent des disques «intervertébraux» qui ont pour fonction de faciliter la mobilité de la colonne et d'amortir les chocs auxquels celle-ci est soumise.

Ces disques peuvent être affectés par des maladies arthritiques, s'user, s'affaisser ou se déplacer sous l'action répétée de certains mouvements ou à la suite d'une chute. Le disque endommagé peut alors laisser s'échapper un liquide gélatineux contenu à l'intérieur de la colonne, au niveau du canal rachidien, provoquant ainsi une hernie discale.

Une faiblesse musculaire des muscles dorsaux est également un facteur important dans l'apparition d'hernies discales.

À cet égard, le disque compris entre la 4e et la 5e vertèbre lombaire est soumis à une plus grande pression et risque plus particulièrement d'être affecté. C'est souvent à ce niveau que se produit une hernie discale, d'où le terme «hernie lombaire».

Apport de la Technique Nadeau:

Durant les phases aiguës, la Technique Nadeau, ainsi que toute autre forme d'exercices, n'est pas recommandée. Le médecin traitant conseille généralement le repos complet, la station couchée étant celle qui soulage le plus.

Lorsque la crise est passée, vous pouvez vous remettre doucement à la pratique, en évitant toutefois de mobiliser la partie douloureuse. Attention aux mouvements intempestifs! Évitez de vous pencher vers l'avant et sur les côtés, ces flexions peuvent provoquer une nouvelle attaque.

Il s'agit pour vous de vérifier avec notre professeur ou de voir avec votre médecin quels sont les mouvements qui vous conviennent pour ensuite les pratiquer.

N'oubliez pas que les conditions de vie en général et votre alimentation jouent un rôle important sur la santé de votre colonne vertébrale. On ne forme pas une colonne solide avec des aliments de mauvaise qualité.

Témoignage:

Depuis 1981 je souffre de douleurs dans le dos (L-4, L-5). Ayant déjà une hernie discale aiguë, j'ai dû me rendre à l'hôpital Notre-Dame de Montréal où on m'annonça qu'on allait m'opérer trois jours plus tard. J'ai refusé l'opération. Je voulais essayer de récupérer chez moi.

C'est en avril 1990 (après avoir eu le dos en compote pendant un mois et demi), que je me suis inscrit à votre centre. Le professeur, Jean Landerman, m'a épaté. Je n'en revenais pas de l'amélioration de mon état. Car, quinze jours après avoir commencé les exercices, je pouvais me pencher pour attacher mes souliers. Ça faisait environ dix ans que je ne pouvais plus le faire. Je trouve maintenant que mon bassin est plus dégagé et plus souple. Je considère ce changement dans ma vie comme une renaissance. Un gros merci à monsieur Nadeau, à mon professeur Jean, et à vous tous.

André Landry, Montréal

Hypertension

Description:

Contrairement à l'hypotension, l'hypertension se reconnaît à une pression artérielle trop élevée. Elle est souvent héréditaire, mais les personnes d'âge mûr y sont également enclines. La cinquantaine sonnée, environ une personne sur dix souffre d'hypertension.

Dans les cas d'hypertension primaire, plus bénigne, les symptômes ne sont pas toujours apparents. Ils se manifestent lorsque l'état d'hypertension s'accentue sous forme de maux de tête — dans la région de l'occiput en particulier —, de palpitations, d'éblouissements, etc.

Dans les cas d'hypertension secondaire, la maladie affecte un organe tels le rein, le foie, le cœur. Il en résulte des crises d'oppression (surtout la nuit), des douleurs thoraciques, des troubles de vision, etc.

Apport de la Technique Nadeau:

Dans les cas d'hypertension primaire, la Technique Nadeau apporte une grande amélioration dès les premiers mois. Elle intervient d'abord en activant la circulation sanguine, mais en favorisant aussi la détente. C'est un élément à ne pas négliger, car le stress est souvent la cause directe de cette maladie.

L'hypertension primaire s'accompagne souvent d'artériosclérose. Lorsque c'est le cas, l'hypertendu présentera des risques d'accidents cardio-vasculaires, de thromboses, de varices, d'occlusions artérielles, etc. Dans les semaines qui suivent une attaque aiguë, il importe de travailler avec prudence et modération. Évitez les exercices et les sports violents.

Attention à votre alimentation! Coupez le sel. Méfiez-vous également des charcuteries, de l'alcool et des excès de table.

Témoignage:

Lorsque mon bras gauche a été paralysé, le 7 novembre 1990, j'ai compris que je n'avais qu'une seule porte de sortie: la Technique Nadeau. J'avais lu l'histoire de M. Nadeau et mon cas semblait similaire au sien.

Le 5 décembre 1990, lors du début de mes cours, je souffrais donc d'une paralysie du bras gauche et si je marchais plus de deux blocs, j'étais aux prises avec mon angine de poitrine.

Dès le début, j'ai fait mes exercices régulièrement, 20 minutes par jour chaque matin, et un mois plus tard, je sentais déjà une amélioration marquée dans mon bras et surtout en ce qui concernait mon angine. Déjà, je pouvais marcher plus longtemps, même par temps froid.

Depuis le début de mes exercices, j'ai réduit de 50 % les médicaments pour la haute pression. L'amélioration de ma condition m'a permis d'obtenir une assurance maladie qui me couvre à 80 % et d'aller passer six semaines en Floride en toute confiance.

Même si la manière dont je pratique mes exercices n'est peut-être pas parfaite, j'ai tout de même obtenu d'excellents résultats jusqu'à ce jour.

J.A. Gauthier, Ville Saint-Laurent

Hypotension

Description:

L'hypotension se caractérise par une diminution de la pression du sang dans les vaisseaux et dans certaines cavités. Elle se manifeste de façon aiguë ou chronique. Si vous avez affaire à une hypotension aiguë, vous devez absolument consulter votre médecin.

L'hypotension chronique est nettement moins sévère. Elle peut être permanente mais bénigne ou récurrente. Les chutes de pression artérielle provoquent différents malaises, dont des vertiges, des troubles visuels (points noirs), de moments de faiblesse ou de perte de connaissance fugace. La personne hypotendue possède souvent une faible libido.

Apport de la Technique Nadeau:

La Technique Nadeau aide à faire disparaître les malaises reliés à l'hypotension. D'une part, les exercices pratiqués régulièrement gardent la musculature en bon état et favorisent une meilleure circulation sanguine. D'autre part, en développant l'équilibre du corps, ils aident à lutter contre les vertiges.

Enfin, si l'hypotension découle d'une faiblesse rénale, la Technique Nadeau procurera également un soulagement en agissant sur sa cause même. En effet, la rotation du bassin et la vague stimulent le bon fonctionnement des reins.

À moins d'une crise aiguë, la Technique Nadeau ne présente aucun danger pour les personnes hypotendues. Si toutefois, vous ressentez des états de fatigue ou des étourdissements passagers, reposez-vous quelques minutes avant de reprendre les exercices.

Toute la beauté de la Technique Nadeau est d'agir sur plusieurs systèmes simultanément et sécuritairement.

Témoignage:

Depuis au moins quinze ans, je fais de la basse pression (hypotension), ce qui provoque en moi une grande perte d'énergie. J'ai aussi trois vertèbres écrasées au niveau du cou à la suite d'un accident, ce qui occasionne des raideurs et des malaises aux épaules et au cou. Depuis que je suis les cours et que je pratique la Technique Nadeau, ma pression est normale pour la première fois depuis quinze ans. Je me sens plus énergique. Mon cou est moins raide. Il y a de l'amélioration de ce côté-là. Laissez-moi vous dire un petit proverbe qui s'applique bien à cette situation: «Si le jardin du voisin est plus beau que le tien, c'est peut-être que le tien n'est pas entretenu.»

Marie-Paule Pouliot, Cartierville

Incontinence urinaire

Description:

Une femme sur deux souffre d'incontinence urinaire. Celle-ci peut prendre différentes formes. La majorité des femmes, soit environ 65 %, souffre d'une incontinence d'effort. Chez elles, l'effort physique, les éternuements, les fous rires ou la course donnent lieu à une émission incontrôlée d'urine.

Dans d'autres cas, l'incontinence se traduit par un besoin fréquent d'uriner, par des mictions impératives ou par des fuites urinaires permanentes.

Ces problèmes d'incontinence surviennent souvent après quelques accouchements. C'est particulièrement vrai lorsque la phase d'expulsion du bébé s'est avérée longue et difficile.

Le problème peut aussi être relié à une pathologie rénale, lequel cas affecte aussi les hommes.

Apport de la Technique Nadeau:

Les exercices les plus connus pour lutter contre l'incontinence urinaire due à une faiblesse des sphincters sont les exercices de Kegel. Ceux-ci ont précisément pour but de tonifier les muscles génitaux par une alternance de contractions et de relâchements de ces muscles. En pratiquant la Technique Nadeau, vous obtiendrez les mêmes bienfaits que Kegel, et même davantage. En effet, chaque rotation du bassin comporte un petit mouvement de bascule vers l'avant, ce qui provoque une contraction des muscles fessiers, du périnée et des sphincters de l'anus. Grâce à ces contractions répétitives, la Techniques Nadeau fait merveille dans le raffermissement de toute la région pelvienne.

Dans les cas où l'incontinence dépend d'une faiblesse rénale, la Technique Nadeau s'avère également efficace, car elle agit directement sur les reins.

Témoignages:

Je vivais avec les inconvénients provoqués par une «descente de vessie». Après quatre mois de Technique Nadeau, j'ai constaté une grande amélioration. Aujourd'hui, après dix mois d'exercices quotidiens, l'opération qui s'annonçait est hors de question.

Huguette Bolduc Benoit, Robertville

Depuis que je pratique la Technique Nadeau, je me sens plus de force. J'avais des troubles avec ma vessie et je m'aperçois que ça va mieux maintenant.

Je suis contente d'avoir suivi les cours et je vais continuer à pratiquer tous les jours chez moi. Merci!

Thérèse Côté, Montréal

Insomnie

Description:

L'insomnie est souvent le lot des personnes anxieuses, nerveuses ou stressées. Paradoxalement, ces personnes sont précisément celles qui auraient le plus besoin de sommeil.

Un sommeil réparateur est toutefois indispensable à tous. Il est essentiel à la santé du corps et à l'équilibre psychique. Aussi, si vous dormez mal, vous risquez de vous épuiser rapidement. On ne peut pas se permettre d'être insomniaque très longtemps sans que ne surviennent des problèmes plus sérieux.

Apport de la Technique Nadeau:

Heureusement, la Technique Nadeau s'avère efficace sur ce chapitre. Elle met en marche un processus de régénérescence physique qui se répercute sur l'état d'esprit. «Un esprit sain dans un corps sain», comme le dit le vieux dicton romain. Au fur et à mesure que votre corps se débarrasse des toxines emmagasinées, qu'il retrouve sa vitalité, l'esprit se clarifie, trouve des réponses aux questions qui le tourmentaient. Votre concentration s'améliore, votre respiration s'approfondit, votre système nerveux s'apaise. Voilà autant de bonnes raisons favorisant un sommeil réparateur.

Témoignages:

Je me suis inscrite aux cours de la Technique Nadeau-2, et j'ai constaté que cela m'aidait beaucoup. Maintenant, ses bienfaits se font sentir. Je me sens beaucoup moins stressée. Constipée depuis l'âge de cinquante ans, mes intestins fonctionnent mieux depuis deux semaines. Ma poitrine se développe. Depuis cinq semaines, j'ai éliminé mes pilules pour dormir. J'en prenais depuis quinze ans. Ma vue s'est également améliorée. Bravo à la Technique Nadeau!

Jeannette Cormier, Montréal

À tous ceux ou celles qui veulent retrouver une bonne forme physique et mentale, la Technique Nadeau fait des miracles. Mon sommeil réparateur est revenu, mes maux de dos ont disparu ainsi que mes problèmes de constipation. Mon médecin n'en revient pas... et moi non plus.

Raymonde Turcotte

Depuis que je pratique la Technique Nadeau, je dors beaucoup mieux et je me réveille plus reposée.

Jeannine B. Fleury, Montréal

Lordose

Description:

La lordose se caractérise par une cambrure exagérée au niveau lombaire. Elle est souvent liée à une faiblesse des muscles dorsaux et abdominaux. L'abdomen, trop relâché, fait saillie. L'obésité et la grossesse, qui exigent une plus grande tension des muscles lombaires, peuvent provoquer une lordose.

La lordose s'accompagne souvent de douleurs dans le bas du dos. Si elle n'est pas corrigée à temps, elle peut engendrer d'autres malaises tels qu'une sciatique, un mauvais fonctionnement de l'intestin et des organes génitaux.

Apport de la Technique Nadeau:

Le principal bienfait de la Technique Nadeau, dans ce cas, est de fortifier la musculature abdominale et dorsale et, ce faisant, d'offrir un meilleur support aux vertèbres lombaires.

Le Technique Nadeau permet également de régulariser le poids du corps, ce qui soulage la région lombaire.

Pour les femmes aux prises avec une lordose, il est primordial de ne pas porter des chaussures à talon haut.

Témoignages:

Mon témoignage? Élogieux. Après dix-huit ans de maux de dos au niveau lombaire, j'étais contrainte de vivre en vase clos. J'avais abandonné, un à un, tous les sports que j'aimais pratiquer. J'étais devenue très limitée dans mes tâches ménagères.

À l'heure de ce témoignage (dix semaines après le début des cours), j'ai encore un peu — très peu — de difficulté à me sortir du lit, mais je fonctionne quasi normalement le reste de la journée. Le soleil est revenu dans ma vie grâce à cette miraculeuse technique. Merci M. Nadeau, à Colette et à sa merveilleuse équipe!

Jeannine Morency, Montréal

À cause de ma profession, j'avais toujours mal au bas du dos, dans la région lombaire. Depuis le début de mes cours cette douleur a disparu, et je me sens moins fatiguée.

Marguerite Maheu, Montréal

Manque de concentration

Description:

Le manque de concentration n'est pas une maladie, mais il peut fort bien résulter d'un dérèglement de votre organisme. Le stress et la fatigue mentale influent directement sur votre capacité de concentration. Des études rapportent que le manque de sommeil — qui entraîne la fatigue — constitue la principale cause des échecs scolaires.

L'âge pourrait affecter la capacité de concentration, mais dans une certaine mesure seulement. Derrière un manque de concentration peut aussi se dissimuler un manque d'intérêt. Le plaisir et la concentration vont de pair. Vous avez sans doute déjà remarqué que lorsque votre curiosité est piquée au vif, tous vos sens s'éveillent pour capter l'information disponible. Votre capacité de concentration tout à coup vous revient comme par enchantement.

Apport de la Technique Nadeau:

La Technique Nadeau peut donc vous aider à retrouver votre capacité de concentration en vous redonnant tout simplement le goût à la vie. «D'une journée à l'autre, on dirait que je renais à la vie. C'est merveilleux!», nous dit un adepte.

Cette métamorphose psychologique est en grande partie la conséquence d'une transformation physique. En améliorant la qualité de la respiration et en accélérant la circulation sanguine, la Technique Nadeau oxygène le cerveau en profondeur, ce qui, bien sûr, aide à mieux se concentrer.

Elle contribue aussi à réveiller votre vitalité. Après quelques semaines, et parfois moins, d'une pratique assidue, vous vous rendez compte que vous bénéficiez d'un regain d'énergie. Ce surplus énergétique réveille des désirs, des intérêts qui autrement seraient restés bien enfouis dans un quotidien monotone.

Témoignages:

Depuis que je pratique la Technique Nadeau, j'ai moins de difficulté à me concentrer et je suis plus efficace dans tout ce que j'entreprends.

Diane Cloutier, Montréal

Après sept à huit mois de pratique de la Technique Nadeau, j'ai vu ma concentration s'améliorer. Je pense plus clairement. J'ai plus de facilité à prendre des décisions. Même ma vision des choses s'est améliorée. J'avais des vertiges depuis fort longtemps, qui ont complètement disparu. La Technique Nadeau a fait de moi un homme nouveau.

Jean Landerman, Montréal

Manque de synchronisation

Description:

Un manque de synchronisation se manifeste par une difficulté à harmoniser les deux hémisphères cérébraux et, par conséquent, les deux côtés du corps. Il se traduit par des gestes maladroits, un manque de précision, des faux mouvements, une tendance à se frapper contre les cadrages de porte ou à tout accrocher sur son passage, etc.

Apport de la Technique Nadeau:

Le principal bienfait de la Technique Nadeau est de vous ramener dans votre corps, de vous en faire prendre conscience. Dans la majorité des cas, ce côté maladroit s'explique par un manque de contact avec son propre corps et, par extension, avec son environnement.

La Technique Nadeau vous aide à habiter votre corps, à vous «incarner». De plus, les changements alternatifs, droite, gauche, dans chacun des trois exercices de la Technique Nadeau, exercent un effet spécifique sur le centre de coordination. Des études ont démontré que ce type d'exercices en alternance contribue à équilibrer les deux hémisphères du cerveau et favorisent ainsi non seulement une plus grande harmonie du corps, mais aussi de l'esprit. Les mouvements synchronisés que vous exécutez «éduquent» le cerveau, lequel développe ainsi une plus grande habileté à faire bouger le corps.

Témoignages:

Le Technique Nadeau m'a permis de trouver un sens du rythme et de la synchronisation que je n'ai jamais eu. Elle m'a aussi donné beaucoup de souplesse, surtout au niveau des épaules et du cou. Avant de connaître la Technique Nadeau, je ne faisais presque pas d'exercices, et maintenant je ne peux plus m'en passer. J'ai appris à travailler avec mon corps, je comprends de mieux en mieux son rôle et son fonctionnement. Cela me prouve qu'il n'est jamais trop tard pour prendre de bonnes habitudes et pour améliorer sa condition de vie.

Micheline Lecavalier, Chomedey, Laval

Voici entre autres ce que j'ai observé depuis le début de mes cours en Technique Nadeau: un meilleur sens de la coordination, du rythme, un éveil à la pertinence d'une discipline personnelle. Je me sens plus présente, plus dynamique; j'ai aussi plus d'endurance et mes intestins fonctionnent mieux. Tous ces résultats ont été obtenus en peu de temps, et qui plus est, en agréable compagnie (lors des cours), et grâce à mon professeur qui n'a pas cessé de me motiver.

Céline Plessis-Bélair, Montréal

Menstruations douloureuses

Description:

Elles sont nombreuses les femmes qui, chaque mois, appréhendent la période des règles. C'est que, pour le tiers des femmes, les menstruations s'accompagnent de malaises plus ou moins gênants. Ceux-ci peuvent survenir dans les jours qui précèdent la période menstruelle, on parle alors de symptômes prémenstruels, ou durant les deux premiers jours des menstruations.

Au nombre de ces malaises figurent les maux de tête, les états de fatigue ou de dépression, des crampes douloureuses dans le bas-ventre, des douleurs lombaires, des nausées, de l'insomnie, etc.

Ces nombreux malaises sont, le plus souvent, imputables à un dérèglement des fonctions hormonales. Toutefois, la chaleur, les émotions, le surmenage et les changements météorologiques marqués y sont également pour quelque chose.

Dans certains cas, les maux seront provoqués par de l'endométriose, par la formation d'un kyste ou d'une tumeur ovarienne, d'une salpingite ou même d'un cancer. Si vos menstruations s'accompagnent de douleurs importantes, vous devez donc consulter votre médecin.

Apport de la Technique Nadeau:

Dans ce cas, les bienfaits de la Technique Nadeau relèvent surtout de l'irrigation sanguine abondante que les exercices entraînent au niveau des organes génitaux. Cet afflux sanguin décongestionne les ovaires. Les résultats sont tout simplement merveilleux.

L'efficacité de la Technique Nadeau est particulièrement marquée lorsqu'il s'agit de troubles mineurs, ce qui est le cas pour la majorité des femmes.

Pour les problèmes plus «cliniques», les résultats s'avèrent fort intéressants, mais il demeure important de consulter son médecin.

Témoignages:

J'ai bien aimé le cours, surtout quand j'ai commencé à me sentir à l'aise en faisant les exercices. J'ai remarqué que mes douleurs menstruelles sont moins fortes depuis que je pratique la Technique Nadeau. Je suis persuadée qu'il y a là un rapport évident de cause à effet.

Micheline Roby, Montréal

Je fais de l'endométrite. J'ai été opérée d'urgence en 1986 à la suite de l'éclatement d'un ovaire. À ce moment là, on a dû gratter un peu partout dans cette région. On a également enlevé l'ovaire droit ainsi que la trompe droite et l'appendice.

Par la suite, j'ai reçu divers traitements avec hormones afin de régulariser mes menstruations, qui ne sont ni longues ni abondantes. Mais depuis les deux derniers mois de Technique Nadeau, une différence marquante s'est fait sentir. Mes menstruations sont plus normales. J'ai également remarqué que mon endométrite disparaissait plus rapidement. C'est drôlement important pour les femmes qui souffrent de cette maladie.

Anne-Marie Couture, Montréal

Depuis le début des exercices Nadeau, j'ai déjà noté certaines améliorations au niveau de mon bien-être. À toutes les périodes prémenstruelles, j'avais une migraine qui durait trois jours. Je m'aperçois que je n'en ai pas eu le mois dernier. Pour moi, c'est toute une amélioration.

France Bertrand, Carignan

Obésité

Description:

Voilà un «problème de poids»... à ne pas prendre à la légère. Ici, je fais beaucoup moins référence aux considérations esthétiques — les marchands de produits amaigrissants ne s'y attardent que trop — qu'à la santé générale de l'individu.

Bien qu'un physique agréable à regarder ne soit pas négligeable, la question de la santé me semble plus importante. L'embonpoint tout comme la maigreur excessive sont directement reliés à un mauvais fonctionnement de votre organisme. Des études récentes démontrent que l'hypophyse, la glande thyroïde, les testicules et les ovaires jouent un rôle déterminant sur le contrôle du poids. Selon ces études, l'hypofonction de ces glandes entraîne une augmentation du poids tandis qu'une hyperfonction produit l'effet contraire.

Apport de la Technique Nadeau:

La Technique Nadeau exerce une action tout à fait bénéfique sur la santé des organes génitaux. Elle régularise le fonctionnement des ovaires et des testicules et contribue ainsi à rétablir un poids normal. Par ses actions multiples, la Technique Nadeau favorise également un meilleur équilibre du système disgestif et des systèmes glandulaires, dont l'hypophyse et la glande thyroïde.

De plus, la dépense d'énergie nécessaire à l'exécution des exercices fait fondre les tissus graisseux et développe les muscles. Avec les semaines, la silhouette se transforme. La taille s'affine, le ventre se raffermit, le dos se redresse, etc.

Témoignages:

Quand j'ai commencé la Technique Nadeau, j'avais fait un infarctus et mon médecin m'avait conseillé de suivre un cours, ce que j'ai fait. Je pesais 217 livres au début. Deux mois plus tard, je pesais 190 livres, ce qui m'a fait un bien considérable. Je continue de pratiquer la Technique Nadeau tous les jours et je me sens bien. Je recommande à tous ceux qui désirent rester en bonne santé, de suivre la Technique Nadeau. Je suis maintenant prêt à reprendre le travail après dix mois d'arrêt. Merci à la Technique Nadeau!

Émile Bédard, Delson

Depuis juin 1985, je pratique la Technique Nadeau. Ça m'aide pour avoir moins d'asthme. De plus, durant ma première année de pratique, j'ai maigri de dix livres, et je n'ai pas repris de poids depuis. Ma taille s'est affinée...

Gilberte Gélinas, Sainte-Rose, Laval

Rhumatisme

Description:

Nous avons ici affaire à un autre terme-valise. Ce que bien des gens — dont beaucoup de médecins désignent par «rhumatisme», c'est une gamme d'affections différentes les unes des autres qui s'attaquent aux articulations et provoquent de la douleur. Quel que soit le type de l'affection, la cause réside invariablement dans une difficulté à éliminer des toxines. Les maladies rhumatismales et arthritiques sont des manifestations de désordres affectant toute la personne. Ainsi, les rhumatismes sont souvent reliés à l'accumulation de stress, à des phases de nervosité ou d'anxiété.

Apport de la Technique Nadeau:

Comme c'est le cas pour le stress, la Technique Nadeau soulage les rhumatismes en favorisant l'élimination des toxines *(voir **Stress**)*.

De plus, les trois mouvements de la Technique Nadeau mettent en action toutes les articulations du corps. Cette technique est donc excellente pour vous dérouiller. Si vos rhumatismes sont douloureux, il faut adopter un rythme lent et prendre le temps d'assouplir les tissus.

Si vous souffrez de rhumatismes au niveau des chevilles, des genoux ou du bassin, consultez votre médecin pour savoir si la Technique Nadeau vous convient, car elle nécessite une bonne mobilité des membres inférieurs.

Témoignage:

Moi, j'ai décidé de faire de la Technique Nadeau après ma cinquième grossesse. Je souffrais d'un rhumatisme inflammatoire de tout le côté droit. Mes orteils étaient engourdis à l'année longue et mes bras me réveillaient la nuit, parce qu'ils s'engourdissaient aussi et me faisaient très mal. Aujourd'hui, après un an de Technique Nadeau, je ne ressens plus aucune douleur. De plus, j'avais souvent des torticolis lorsque j'étais exposée à l'air climatisé ou à un courant d'air. Ces torticolis ont également disparu.

Colette Geneau, Laval

Sciatique

Description:

Les sciatiques sont provoquées par des causes différentes, mais dans 90 % des cas, elles sont occasionnées par un pincement de la racine du nerf sciatique, lequel se ramifie entre la 4e et la 5e vertèbre lombaire. L'inflammation du nerf résulte souvent d'une hernie lombaire (voir **Hernie discale**).

La sciatique est facile à reconnaître. Elle provoque une douleur d'intensité variable qui se fait sentir sur le territoire du nerf. La douleur prend son origine dans le bas du dos, passe par la fesse et descend sur la face externe de la cuisse, à l'arrière du mollet, parfois traverse le talon et se rend jusque dans le gros orteil. Ce sont souvent de mauvaises habitudes posturales qui provoquent un problème de sciatique, mais les micro-traumatismes à répétition: le fait de soulever des poids, le corps penché vers l'avant, les accidents, etc. peuvent aussi en être la cause. Les femmes enceintes sont particulièrement vulnérables aux sciatiques. Cela est dû au poids du ventre qui se répercute sur la région lombaire. Si le bas du dos est faible, la courbe lombaire s'accentue exagérément sous le poids et comprime ainsi le disque intervertébral et les terminaisons du nerf sciatique.

Apport de la Technique Nadeau:

Tout comme pour les hernies discales, en cas de crise, votre médecin vous conseillera le repos complet.

Lorsque la crise est passée, reprenez vos activités progressivement. Quand vous vous sentirez suffisamment en forme, et que votre médecin vous l'autorisera, recommencez à pratiquer vos exercices, mais avec prudence. Demeurez toujours à l'écoute de votre corps.

À titre préventif, la Technique Nadeau est excellente aussi bien pour les sciatiques que pour les autres problèmes de dos. Aussi, vaut-il mieux s'y mettre pendant que vous êtes en forme.

Témoignages:

Grâce à la Technique Nadeau, les douleurs sciatiques que j'éprouvais, surtout à l'automne, ont diminué dans une proportion d'environ 75 %. J'éprouve beaucoup plus de facilité à digérer les aliments et je me sens mieux dans ma peau. Bravo et merci à M. Nadeau!

Louise Anctil-Marois, Montréal

Depuis environ deux ans, j'éprouvais des douleurs au niveau du nerf sciatique de ma hanche gauche. À la suite de la recommandation de mon médecin de famille, j'ai décidé de m'inscrire au Centre Colette Maher pour une série de cours sur la Technique Nadeau.

Après seulement trois ou quatre semaines d'exercices, j'ai commencé à ressentir une amélioration de mon état de santé. Ma douleur à la hanche gauche s'est estompée, surtout durant le jour, jusqu'à ce qu'elle disparaisse complètement. J'ai donc cessé de prendre des anti-inflammatoires et à la suite des conseils judicieux de mon professeur, madame Colette Maher, j'ai corrigé ma position pour dormir. Je ressens encore quelques douleurs la nuit, mais je nourris l'espoir qu'elles disparaîtront si je pratique la Technique, fidèlement, tous les jours.

Mariette De Roy, Montréal

Sclérose en plaques

Description:

La sclérose en plaques affecte le système nerveux et en particulier la myéline, une substance qui enveloppe les fibres nerveuses. Quoique les causes de la sclérose en plaques ne soient pas clairement définies, les chercheurs sont enclins à croire qu'il s'agit là d'une maladie de nature allergique.

Les personnes affectées présentent une difficulté motrice et des signes de réactions neurologiques anormales: problèmes d'élocution, d'audition et de vision, incontinence, tremblements, spasmes, etc. Cette maladie se manifeste par des poussées dont la durée et la fréquence varient. Ces poussées sont suivies de périodes de régénération. Après plusieurs poussées consécutives, la maladie commence toutefois à laisser des séquelles.

Apport de la Technique Nadeau:

Dans les cas où la maladie n'est pas trop avancée, la Technique Nadeau peut freiner sa progression.

Si l'atteinte est plus sérieuse, il se peut que le malade se sente trop faible pour se mettre au travail. Mieux vaut attendre une période d'accalmie. Il lui sera alors possible de s'exercer en douceur. Même si la pratique n'agissait que de façon très modeste sur la maladie, elle procurerait des bienfaits non négligeables.

Témoignage:

La sclérose en plaques et la Technique Nadeau: deux bibittes» qui, ordinairement, ne se trouvent pas dans le même jardin...

En effet, la sclérose en plaques entraîne une non-coordination motrice, car elle s'attaque au système nerveux central. La Technique Nadeau, elle, exige une précision et un rythme qui appartiennent à la danseuse du ventre.

Quant à moi, je suis atteint de sclérose en plaques depuis vingt-cinq ans. Malgré cela, après avoir écouté une émission sur les bienfaits de la Technique Nadeau et avoir entendu monsieur Nadeau parler de sa Technique et, surtout, après l'avoir vu bouger, j'ai décidé de suivre le cours. Il y a environ deux ans et demi de cela.

Naturellement, mes débuts furent plutôt lents et pénibles: je perdais souvent l'équilibre et j'avais la souplesse d'un robot. Cependant, à force de pratiquer ces exercices, sous la surveillance de mon professeur, madame Nicole Bournival, et en suivant à la lettre ses bons et nombreux conseils, mon incoordination a beaucoup diminué, mon tonus musculaire et mon énergie ne cessent d'augmenter. C'est comme si mon corps, à force de bouger, me montrait le chemin vers la santé parfaite. J'ai un meilleur équilibre, une meilleure coordination musculaire et une plus grande endurance dans l'effort.

Bref, pour moi, la Technique Nadeau est un merveilleux instrument de réadaptation physique. Elle rend ma vie plus belle, plus «normale».

Jacques Verret, Beauport

Scoliose

Description:

La scoliose est une déviation latérale de la colonne vertébrale. La véritable scoliose est généralement définitive. Il faut apprendre à vivre avec cette déviation tout en évitant de l'aggraver. L'attitude scoliosique est nettement moins sévère. Elle résulte souvent de mauvaises habitudes posturales. Elle peut être corrigée par l'adoption de meilleures habitudes, le choix d'un mobilier adapté à sa taille et des exercices appropriés.

Apport de la Technique Nadeau:

Nous avons déjà vu quels sont les bienfaits généraux de la Technique Nadeau sur la santé de votre dos (voir **Dos**).

Mais si vous avez développé une attitude scoliosique, sachez que les exercices de natation dans la Technique Nadeau auront un impact remarquable sur votre dos. En consolidant votre musculature dorsale, la Technique Nadeau rétablira la rectitude de votre colonne. Souvenez-vous que la colonne vertébrale ne possède pas de tonus propre, ce sont les muscles du dos qui la maintiennent en place.

Témoignages:

J'ai souffert de quelques maux de tête et de dos au début mais cela a été de courte durée. Ça va de mieux en mieux et je me sens beaucoup plus détendue. Je n'ai pas l'intention de laisser tomber. Mon médecin m'a encouragée à suivre la Technique Nadeau, même avec ma scoliose. Je travaille à mon rythme et tout va pour le mieux. Merci à vous!

Thérèse Ouimet, Montréal

La Technique Nadeau a beaucoup amélioré mon physique ainsi que mon moral. J'étais affligée d'un torticolis qui revenait constamment, au moindre refroidissement. J'ai consulté un chiro qui a essayé de me guérir. Après deux traitements, mon corps a réagi fortement. Des douleurs sont apparues dans le bas du dos. J'étais incapable de rester longtemps assise. Mon chiro m'a alors dit que j'avais une colonne déviée (scoliose) et que des traitements, trois fois par semaine, pouvaient redresser ma colonne. J'ai refusé ces traitements et j'ai appelé monsieur Nadeau. Il m'a dit que certaines scolioses pouvaient guérir avec la Technique Nadeau. J'ai alors suivi les cours et, depuis ce temps, je me porte merveilleusement bien. Cette technique m'a apporté force, énergie et souplesse. Je remercie de tout mon cœur la Technique Nadeau de m'avoir rendu la santé.

Marie-Jeanne D. Ethier

Sinusite

Description:

Il s'agit d'une inflammation des sinus frontaux et maxillaires (au-dessus de la mâchoire). Les sinusites apparaissent à la suite d'un rhume, d'une grippe, d'une infection dentaire, etc. L'accumulation de sécrétions au niveau des sinus provoque une douleur qui s'apparente à un mal de tête de tension. Le nez se bouche rendant ainsi la respiration difficile.

Apport de la Technique Nadeau:

Chacun des trois mouvements de la Technique Nadeau crée un effet bénéfique au niveau des sinus. Par exemple, dans le premier mouvement à chaque rotation du bassin, la tête est dirigée vers le bas pour «le salut», ce qui oxygène tous les organes de la tête. Dans le second mouvement, la vague, le balancement de la tête d'avant en arrière dégage les sinus. Et dans le troisième mouvement, l'inclinaison de la tête en signe d'acquiescement oxygène le cerveau, les sinus et soulage certains maux de tête.

Témoignage:

J'étais incommodée par une sinusite chronique. J'avais perdu deux sens très importants: l'odorat et le goût, comme lors d'une grippe. Avec la Technique Nadeau cette congestion a disparu graduellement. Maintenant je ressens de nouveau le plaisir de humer les bonnes odeurs d'une cuisine, ou encore de parfums délicats, et, par voie de conséquence, de déguster de bons repas, toutes choses qui m'étaient refusées à mon grand désespoir. Heureusement, maintenant tout est rentré dans l'ordre.

Nicole Gagné

Stress

Description:

Vous avez certainement une petite idée de ce qu'est le stress. Tout le monde ressent un certain stress, et ce, plusieurs fois par jour. Le stress est parfois utile. C'est lui qui nous permet d'affronter un danger réel et immédiat.

Dans le cas d'une menace physique par exemple, l'état de stress déclenche une alerte générale. Un mécanisme de réactions en chaîne permet au corps de faire face à la situation ou de fuir rapidement. Les glandes surrénales produisent un surplus d'adrénaline qui, à son tour, mobilise des réserves d'énergie. Le sang se charge d'hydrates de carbone, sa teneur en cholestérol et en acides gras augmente. Il achemine ces éléments biochimiques vers les tissus stressés pour que ceux-ci soient en mesure de réagir. Tout l'organisme est chamboulé, sur le pied de guerre.

La dissection du cadavre d'un animal mort de stress démontre des glandes surrénales, des ganglions lymphatiques et un thymus atrophiés, ainsi que la présence d'ulcères gastro-intestinaux.

Les situations de danger réel et physique sont devenues assez exceptionnelles dans nos sociétés. Mais nous n'échappons pas au stress pour autant.

Le stress qui nous mine est d'une nature quelque peu différente. Il est généré par nos incertitudes, nos angoisses, nos préoccupations, par des expositions répétées au bruit, à des scènes violentes, etc.

Ce stress moderne exerce un effet plus pernicieux que celui que l'on pourrait ressentir si on se retrouvait face à face avec un lion. Il est moins intense mais, par contre, ce stress s'étend souvent sur de longues périodes. C'est ainsi que les hormones sécrétées s'accumulent dans notre organisme et finissent par déséquilibrer son fonctionnement harmonieux. Il crée un terrain propice à l'implantation d'un bon nombre de maladies: hypertension, troubles cardiaques, ulcères d'estomac, maux de tête, épilepsie, etc.

Aussi, pour demeurer en bonne santé, il est essentiel d'abord de savoir reconnaître un état de stress, et ensuite d'apprendre à mieux gérer ce stress.

Apport de la Technique Nadeau:

Lorsque nous devons faire face à un danger réel, les sécrétions produites par l'état de stress s'éliminent naturellement par l'organisme. La course pour fuir ou le combat brûlent les hydrates de carbone et les autres sécrétions du corps. Mais lorsque le stress provient d'une angoisse, la phase d'élimination n'a pas lieu. Les sécrétions biochimiques s'accumulent dans les tissus et finissent par les intoxiquer. Nous avons donc besoin d'une activité physique qui permette de désintoxiquer le corps. La Technique Nadeau constitue une excellente méthode d'élimination. Nous avons vu précédemment comment une circulation sanguine accrue, combinée à une activité respiratoire efficace, purifient le corps.

Si votre stress est généré par un rythme de vie débridé, essayez de modifier vos habitudes de vie. Prenez le temps de décompresser. Apprenez à utiliser votre énergie de façon constructive. À cet égard, un travail de visualisation mentale pourrait vous rendre de fiers services. Référez-vous au chapitre 5 pour plus de détails.

Témoignages:

Quinze jours après avoir commencé mes cours de Technique Nadeau, je me suis sentie moins nerveuse, moins stressée.

Depuis plusieurs années, j'avais du mal à respirer. Je soufflais tout le temps. J'avais l'impression que je ne respirais qu'à moitié.

Je suis très contente d'avoir entrepris ces cours, car j'ai plus d'énergie et j'ai plus d'entrain pour la préparation des repas. Ce qui était une vraie corvée auparavant.

Éliette Rasoumalala, Montréal

Les exercices de la Technique Nadeau m'ont beaucoup apporté. Je les pratique tous les jours et j'en ressens les bienfaits. Dès le premier cours, j'ai eu un sommeil très profond. Les exercices me procurent un sentiment de calme, éliminent une bonne partie de mon stress. J'ai le sentiment d'habiter et de sentir davantage mon corps. Je ressens une plus grande harmonie.

Johanne F., Montréal

Tête (Maux de)

Description:

Voilà un autre malaise très populaire et dont les causes varient énormément. Les maux de tête sont un symptôme et non une maladie comme telle. Ils sont souvent liés à une digestion difficile, au mauvais fonctionnement du foie, aux flatulences, etc. Mais ils peuvent aussi être provoqués par des tensions nerveuses et musculaires au niveau des épaules et du cou. Ces maux de tête se manifestent plus particulièrement à l'arrière de la tête, dans la région de l'occiput et autour du front.

La fatigue, le déplacement ou la dégénérescence d'une vertèbre cervicale peuvent également occasionner des maux de tête.

En présence d'un mal de tête persistant, il est toujours sage de remonter à la cause. Dans de rares cas, les maux de tête peuvent annoncer une maladie plus grave.

Apport de la Technique Nadeau:

Si votre mal de tête dépend d'un désordre digestif, de la fatigue, du stress ou d'un trouble au niveau des cervicales, vous avez tout avantage à pratiquer la Technique Nadeau. Dans ces cas, la Technique Nadeau travaille directement sur les causes de votre mal. Elle stimule et régularise la fonction digestive, elle tonifie, assouplit et détend les muscles des épaules et du cou. Elle aide également à chasser la fatigue. Les cas de migraines exigent plus de prudence. Effectuez les mouvements de tête avec douceur.

96

Témoignages:

J'avais mal au dos et à la tête et j'avais souvent des courbatures. Maintenant, je n'ai plus mal. Lorsque j'abusais de l'alcool, les lendemains étaient terribles. Maintenant, non.

Au début, avec la Technique Nadeau, j'avais besoin de moins de sommeil. Je me sentais rajeunir et c'est ça qui m'a poussé à continuer. J'ai fait du «Centre Épic» pendant un an et demi, mais je préfère la Technique Nadeau. On se sent moins fatigué après les exercices. Autre avantage, on peut pratiquer quand on veut, où on veut, sans aucun équipement. Même ma vision s'est améliorée.

Yves Dufresne, Candiac

Je souffrais de maux de tête et de migraines depuis l'âge de 20 ans. J'en ai aujourd'hui 77. Pendant des années et des années, j'ai couru médecins, neurologues, chiropraticiens, acupuncteurs, et j'en passe, sans le moindre soulagement. De sorte que j'en avais pris mon parti et j'avalais mes fiorinals en silence.

Il y a deux ans, j'entends parler de la Technique Nadeau; je me dis que je n'ai rien à perdre et je m'inscris aux cours. Quelque invraisemblable que cela puisse paraître, mes céphalées ont disparu et cela, après seulement quelques leçons.

Depuis, je fais mes 1200 mouvements chaque matin. Je suis un homme heureux, plein d'entrain, la tête libre, et je reste convaincu des bienfaits de cette gymnastique extraordinaire que je ne saurais trop recommander.

Sincèrement vôtre,

Jean-René Pradet, Repentigny

Ulcères d'estomac

Description:

Les ulcères d'estomac sont provoqués par la détérioration de la muqueuse qui enveloppe l'estomac. Les ulcères se manifestent par des douleurs au niveau de l'estomac. Celles-ci peuvent se manifester durant la nuit, au réveil ou après les repas.

Les statistiques démontrent que 90 % des ulcères d'estomac surgissent chez les hommes dont l'âge se situe entre 40 et 50 ans et qui présentent un caractère anxieux.

Quoique la cause précise des ulcères d'estomac ne soit pas clairement définie, on est donc en mesure d'affirmer que la nervosité contribue grandement à leurs apparitions. L'ingestion d'aliments acides, d'alcool, de sucreries, de fritures, de mets épicés et de plusieurs types de médicaments, dont les aspirines, ont également un effet «corrosif» sur la muqueuse gastrique.

Apport de la Technique Nadeau:

La Technique Nadeau vous sera fort utile, car elle aide à lutter contre le stress et la nervosité. Portez une attention spéciale à votre respiration. Ample et profonde, celle-ci réussit à calmer l'esprit d'une façon magistrale.

Par ailleurs, la Technique Nadeau stimule le bon fonctionnement de l'estomac en effectuant un massage de l'organe. Pour vous convaincre de cette action, posez une main à plat à la base des côtes, immédiatement à gauche du plexus solaire. Vous pouvez alors sentir le travail des muscles sous votre main et deviner l'effet de massage que ceux-ci peuvent produire.

La Technique Nadeau exerce aussi un effet indirect sur l'estomac, à cause de l'assouplissement de l'axe vertébral. Nous avons vu au chapitre 2 l'importance d'un axe vertébral souple pour assurer aux organes la stimulation nerveuse qui leur est nécessaire.

Il arrive que des ulcères d'estomac non traités engendrent des hémorragies. Il est alors important que vous soyez suivi par un professionnel de la santé.

Témoignage:

Avant mes cours, je souffrais de maux d'estomac dus à un ulcère. En faisant mes exercices tous les matins, deux mois plus tard, je n'avais plus besoin de médicaments.

Michel Hébert, Montréal

Ventre (Maux de)

Description:

Les causes des maux de ventre sont multiples. Les douleurs abdominales peuvent résulter de désordres émotifs (stress, angoisse, fatigue, peurs, etc.), d'une alimentation déséqui-librée (trop de sucre, trop d'excitants tels que le café, le thé, un excès de crudités), de l'ingestion d'antibiotiques ou d'affections dont la gravité peut varier considérablement (cancer du côlon, appendicite, etc.).

Souvent, les maux de ventre prennent la forme de colites. Ce type d'affection touche plus particulièrement les femmes. Celle-ci peut provoquer des douleurs violentes et des ballonnements abdominaux. Les colites s'accompagnent parfois de diarrhées suivies de constipation.

Apport de la Technique Nadeau:

La Technique Nadeau s'avère efficace pour soulager ou supprimer différents maux de ventre. L'exercice de la danse du ventre, en particulier, tonifie la musculature abdominale, provoque un brassage de la masse intestinale, qui stimule l'absorption des éléments nutritifs au niveau de l'intestin et prévient la stagnation des matières fécales. Ces aspects sont importants pour la santé générale du corps mais aussi pour prévenir les maux de ventre.

De plus, l'effet spécifique des exercices Nadeau sur les vertèbres lombaires et le sacrum provoque un déblocage également susceptible de supprimer ces douleurs. On sait que l'ensemble des nerfs reliés aux organes abdominaux prend racine dans la région lombaire. En assouplissant cette région, l'influx nerveux se produit plus aisément et tous les organes ne s'en portent que mieux.

Bien que la Technique Nadeau soit un excellent moyen de prendre soin de votre ventre, elle n'exclue pas la nécessité d'adopter une alimentation saine et équilibrée. Veillez à consommer suffisamment de fibres (fruits et légumes frais, céréales entières, etc.), car ceux-ci sont essentiels au transit intestinal.

Attention: Lorsque vous ressentez des douleurs abdominales importantes, n'hésitez pas à consulter un médecin. Ces douleurs pourraient témoigner d'une affection majeure qui nécessite une intervention médicale.

Témoignage:

Depuis que je pratique la Technique Nadeau, chaque matin, je constate une amélioration de mon système digestif, qui était paresseux jusqu'alors. Un changement pour le mieux est aussi survenu au niveau de mes jambes qui sont plus fermes, et j'ai beaucoup moins de cellulite.

Denise Chaput, Ville Saint-Laurent

Vertiges

Description:

Les vertiges ou les étourdissements peuvent résulter de troubles nerveux, d'une mauvaise circulation sanguine, d'une digestion lente, de fatigue ou encore d'une dysfonction au niveau de l'oreille interne où se loge le centre de l'équilibre. Ces troubles, assez fréquents chez les personnes âgées, sont la plupart du temps sans gravité.

Apport de la Technique Nadeau:

Comme en témoignent plusieurs adeptes, la Technique Nadeau a souvent raison des vertiges. Maintenez la tête immobile lorsque vous exécutez vos mouvements, les étourdissements devraient disparaître assez rapidement. Si ce n'est pas le cas, ou encore si vos vertiges provoquent des nausées et des vomissements, consultez votre médecin pour en déterminer la cause exacte.

Témoignages:

Je n'hésite pas à dire que la Technique Nadeau est le «cadeau du siècle». Pour ma part, ça n'a pas été le miracle, mais presque. Dès le 4ᵉ cours, j'ai commencé à ressentir une amélioration dans mon état de santé général, surtout au niveau de mes vertiges et de ma diverticulite. Bravo Colette pour ton beau travail! Merci monsieur Nadeau!

Claire B., Charny

Depuis que je pratique la Technique Nadeau, mon humeur est beaucoup plus égale. Mon vertige dans les hauteurs a disparu. J'ai beaucoup plus d'énergie. Et je suis en forme quand je me lève le matin.

Curieusement mon alimentation change, je me nourris mieux parce que j'en ai envie et non par obligation. Je suis heureux d'avoir connu cette technique. C'est le plus beau cadeau que je me suis fait.

Daniel Prince, Montréal

Vieillissement

Description:

Bien que le vieillissement ne soit pas une maladie, il n'a pas son égal pour activer le processus de dégénérescence du corps. Avec les années, il devient donc important d'adopter des habitudes de vie qui vous aideront à lutter contre ce déclin. Comme la majorité des gens sensés, vous préférez sans doute mourir vieux et en santé que jeune et malade.

Apport de la Technique Nadeau:

Les exercices physiques en général aident à prévenir la détérioration du corps, mais la Technique Nadeau se révèle extrêmement efficace dans les cas de vieillissement. Ces mouvements simples et doux se prêtent à merveille aux contraintes physiques qui augmentent avec l'âge. C'est une approche douce, qui ne sollicite aucune partie du corps exagérément, tout en ayant un effet bénéfique sur chacune d'elles.

Les exercices Nadeau s'adaptent au rythme de chacun, n'exigent pas de déplacements et peuvent s'effectuer dans un espace réduit. On sait que beaucoup de personnes âgées ne disposent que d'une chambre.

Témoignage:

Depuis quatre ans et demi, je pratique la Technique Nadeau. Les résultats sont fantastiques et incroyables pour le commun des mortels.

Mon corps s'est transformé, il a acquis les formes les plus merveilleuses. Mes épaules sont larges, ma poitrine s'est développée et elle est ferme. Mon ventre? J'en suis très orgueilleux, les muscles de mes bras et de mes jambes sont forts et j'ai acquis une souplesse de tout le corps. Je marche comme un jeune homme. Nombreux sont les gens de ma ville qui ne croient pas que j'ai 71 ans. Plusieurs me donnent 50 ou 55 ans.

René Saint-Jean, Waterloo

Vue (Problèmes de la)

Description:

Les yeux sont le miroir de l'âme. Cette phrase si souvent entendue n'est pas qu'une simple image. Certains regards sont plein d'amour, d'autres chargés de reproches, d'autres interrogent, etc. Chez les schizophrènes, le regard est vide tandis qu'une personne dépressive aura les yeux ternes.

Si un sourire peut mentir, on ne peut pas en dire autant d'un regard. Les yeux révèlent vraiment l'intériorité d'une personne pour celui qui sait «voir».

Ainsi, des yeux clairs, vifs dénotent une bonne santé physique et mentale. Ils indiquent que l'énergie circule bien dans votre corps. Votre regard exprime cette énergie débordante. Vos yeux rayonnent la joie d'un corps et d'un esprit sain.

En plus de refléter votre intériorité, vos yeux servent, bien sûr, à voir ce qui se passe autour de vous. Pour leur permettre de bien accomplir ce travail, vous devez en prendre autant de soin que de la «prunelle de vos yeux».

Apport de la Technique Nadeau:

La Technique Nadeau s'avère l'un des meilleurs exercices à pratiquer pour améliorer la vue. Des centaines de mouvements sont exécutés avec la tête. Mis à contribution par ces mouvements répétitifs, les yeux vont constamment dans toutes les directions, de bas en haut, de gauche à droite et inversement. Les multiples petits muscles reliés aux globes oculaires sont abondamment irrigués, et vos yeux en bénéficient amplement.

De plus, comme la fonction visuelle est étroitement liée au fonctionnement général du corps, les effets généraux bénéfiques de la Technique Nadeau se répercutent rapidement sur votre vision. La respiration profonde qui accompagne l'exécution des exercices de la Technique Nadeau, et les exercices eux-mêmes, favorisent une meilleure circulation sanguine et oxygènent le cerveau. Les répercussions se font donc sentir sur l'acuité visuelle. L'assouplissement des vertèbres cervicales et de la mâchoire sont aussi des facteurs à ne pas négliger. Un cou et des mâchoires détendues permettent à l'énergie du corps de monter jusqu'aux yeux et d'allumer le regard.

Témoignage:

Depuis que je pratique la Technique Nadeau, je me sens en meilleure condition physique. En général, mon corps présente des améliorations très surprenantes. **Je vois mieux**, j'entends mieux, mes intestins fonctionnent très bien, etc.

Yvon Sénécal, Anjou

Chapitre 4

Une sexualité vivante grâce à la Technique Nadeau

«Mon énergie est plus manifeste. C'est sur le plan sexuel, je crois, que je le ressens avec le plus d'acuité. Je suis toujours en alerte sur ce point. J'imagine que dans quatre ou cinq mois je vais "péter le feu", comme le dit une expression populaire. Je crois que c'est cela qui va m'arriver, car je me sens de mieux en mieux.»

Diane B.

«Depuis plusieurs années, je souffrais d'un problème non de frigidité, mais de libido trop faible. Après avoir changé de partenaire plus d'une fois; après avoir consulté un sexologue, mon problème était toujours là.

«Un jour, vers la cinquième leçon, j'ai senti une forte douleur dans l'abdomen en faisant la vague. Par la suite, je n'ai plus eu de problème avec ma libido. Je crois que la Technique Nadeau m'a permis de faire **circuler l'énergie en moi**, et, par le fait même, d'activer mes sensations et de faire monter le désir en moi.»

Mme C.

Cinq bonnes raisons de pratiquer la Technique Nadeau pour améliorer votre vie sexuelle

Les pratiquants de la Technique Nadeau signalent souvent une amélioration de la qualité de leur vie sexuelle. Cela ne m'a jamais surprise. Il y a, en fait, cinq grandes raisons qui expliquent cela.

1. Un effet de revitalisation global

Trop souvent, les gens ont tendance à considérer les problèmes sexuels comme quelque chose qu'il faut traiter à part. En réalité, l'énergie sexuelle et l'énergie générale sont intrinsèquement reliées.

Par exemple, si quelqu'un devient follement amoureux, ou découvre de nouveaux horizons sensuels, bien des petits et gros problèmes de santé disparaissent comme par enchantement. Et si quelqu'un voit sa santé physique et mentale s'améliorer, sa vie sexuelle revit avec intensité.

C'est pour cette raison qu'en tant que technique de rajeunissement physique, la Technique Nadeau exerce **nécessairement** une influence positive sur la vie sexuelle.

Si vous êtes déjà passablement en forme sur le plan sexuel, la Technique Nadeau vous permettra de la conserver, et même de l'améliorer.

Mais cette technique de rajeunissement peut aussi réveiller une vitalité sexuelle qui était plutôt faible ou complètement endormie. Tout comme la Belle au bois dormant, votre sensualité n'attend qu'un signal pour s'éveiller de son long sommeil. Ce signal est la série de base des mouvements de la Technique Nadeau.

L'effet de rajeunissement de la Technique Nadeau agira là où le besoin s'en fera sentir. Par exemple, si la fonction sexuelle était déficiente, les exercices lui feront connaître une amélioration, comme pour tout le reste.

2. Un effet de confiance en soi

La Technique Nadeau augmente donc votre énergie d'une manière générale. Or, le fait de vous sentir plus en forme entraîne aussi le sentiment que vous êtes plus désirable, plus «jeune». Du même coup, vous avez l'impression que vous avez de nouveau le droit d'éveiller le désir chez les autres, et donc de les désirer à votre tour.

C'est l'effet rétroactif du désir: «Je te désire, tu me désires, nous nous désirons, etc.»

Diverses recherches ont bien démontré que l'exercice augmente de manière significative la libido chez ceux qui s'y adonnent régulièrement. Ainsi, un chercheur de l'Université de San Diego, Jim White, a récemment prouvé que le jogging pouvait augmenter la fréquence des rapports sexuels chez des hommes aux alentours de la cinquantaine. Dans son étude, ceux qui courent cinq heures par semaine voient la fréquence de leurs rapports sexuels grimper de 35 %, en comparaison de ceux qui se contentent de marcher cinq heures par semaine.

Cependant, comme maints témoignages le confirment, il n'est pas besoin de pratiquer des sports exténuants comme le jogging. Une gymnastique «douce» comme la Technique Nadeau suffit largement.

3. L'action du mouvement des hanches

Des gens arrivent aux cours avec les hanches bloquées. Il y a une sorte de rigidité dans la façon dont ils bougent les hanches pour faire des mouvements simples, comme celui de se tourner vers un voisin ou de se pencher pour ramasser un objet.

Pourtant ces personnes n'ont pas forcément de problèmes de dos ou d'arthrose. Elles ne se rendent tout simplement pas compte qu'elles «figent» leur mouvement **par habitude**. Elles ignorent ce que c'est que de bouger avec aisance son bassin.

Évidemment, ces personnes ont plus de difficulté au début à faire les mouvements de la Technique Nadeau.

Or, bien souvent, il y a une raison d'ordre sexuel derrière cette rigidité des hanches. Comme l'ont bien montré les recherches de Wilhem Reich et d'Alexander Lowen, le fait d'avoir les hanches bloquées peut en effet dénoter un blocage de l'énergie sexuelle.

Non réfrénée, la montée vers l'orgasme s'accompagne en effet d'un mouvement de rotation du bassin. Comme l'explique le docteur Jack Lee Rosenberg, la «rotation du bassin est l'«imitation» des poussées que doit effectuer le bassin durant le rapport sexuel. Si le mouvement de rotation du bassin n'est pas assuré, les poussées ne pourront être que marquées de raideur du seul fait que c'est le torse qui bouge et non le bassin. Ce **mouvement de balancier pelvien** est la clé de l'orgasme.»

On sait que dans les années 50, les déhanchements d'Elvis Presley soulevaient l'enthousiasme de ses fans mais aussi la colère des puritains. De toute évidence, l'implication sexuelle de ses déhanchements agissait fortement dans un cas comme dans l'autre. Chez les fans, les déhanchements du «King» stimulaient leur énergie sexuelle et ceux-ci s'abandonnaient sans honte à une sorte de transe érotique. Chez les puritains, l'indignation semblait directement proportionnelle à l'excitation ou au malaise sexuel inconscients qu'ils ressentaient en voyant Elvis se trémousser sur scène.

Mais si le simple fait de voir quelqu'un jouer librement de ses hanches provoque un tel effet, imaginez la commotion que cela peut produire si vous vous y adonnez vous-mêmes.! Ce n'est d'ailleurs pas pour rien qu'Henri Nadeau a eu l'idée de la Technique Nadeau en regardant des danseuses du ventre à la TV. Tout de suite, il s'est senti mieux et on connaît la suite.

De nos jours, on hésite moins à «se faire aller les hanches». De plus en plus de personnes de tous les âges se

108

déhanchent à qui mieux mieux en dansant lors des partys ou des fêtes de famille.

Néanmoins, surtout dans les générations plus âgées, certains ont encore tendance à bloquer les mouvements spontanés de leurs hanches à cause d'une sorte de pudeur, consciente ou non. Les personnes aux hanches bloquées pourraient donc avoir une certaine difficulté à extérioriser leur énergie sexuelle, même si elles ressentent un vif intérêt pour la «chose».

En provoquant un déblocage des hanches chez ces personnes, la Technique Nadeau explique la nouvelle vigueur sexuelle de beaucoup de personnes du troisième âge, qui se sentent enfin le droit de se faire aller les hanches sans pudeur inutile.

4. L'effet sur l'ensemble de la carapace musculaire

Vous avez vu plus haut comment le blocage des hanches est relié au blocage de l'énergie sexuelle. Mais un blocage musculaire généralisé affectera encore davantage la libre expression de la sexualité.

Peu à peu, une «carapace» musculaire s'est installée chez la personne pour la «protéger» contre l'intensité de ses émotions ou de ses pulsions sexuelles. Soit par peur de les exprimer, soit par peur des réactions des autres.

En contractant ses muscles d'une certaine façon, la personne peut «immobiliser» ses sentiments ou ses désirs sexuels.

Par exemple, si la personne craint d'exprimer sa colère, elle contractera inconsciemment les muscles des bras et des épaules. Résultat: ses mouvements de bras ou de main seront rigides, sans souplesse. Elle en viendra à bouger les bras avec la «grâce» d'une pelle mécanique.

À la longue, cette rigidité musculaire agit donc comme la glace qui fige le cours d'eau en hiver. Il n'y a plus qu'un mince filet d'eau qui coule sous l'épaisse couche de glace.

La Technique Nadeau fait fondre cette couche de glace musculaire et permet à l'énergie vitale et sexuelle de circuler librement dans tout le corps.

Dès lors, tout est possible. L'«anesthésie générale» de la fonction sexuelle prend fin. Non seulement les zones génitales, mais aussi l'ensemble du corps, retrouvent leur pouvoir érogène.

5. L'effet sur le plan énergétique

Les sages anciens enseignent qu'il existe une anatomie occulte de l'homme. Cette théorie veut qu'il se trouve en tout homme un autre corps, le corps occulte, qui est constitué de sept centres principaux que l'on appelle les chakras (voir le diagramme qui illustre cette anatomie secrète de l'homme).

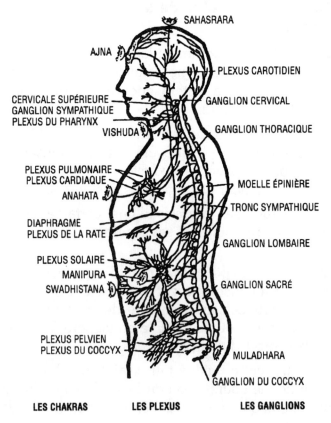

LES CHAKRAS   LES PLEXUS   LES GANGLIONS

Ces chakras invisibles ont une correspondance dans l'anatomie visible de l'homme. Le chakra inférieur est localisé à la base de la colonne vertébrale au plexus coccygien, tandis que le chakra supérieur est situé au sommet de la tête. Il est dit que dans le chakra inférieur sommeille une énergie très puissante appelée «kundalini». Cette énergie est l'équivalent de la force sexuelle, ou force de vie.

Mais l'énergie est souvent bloquée dans le chakra inférieur. Par les mouvements de rotation du bassin et de la vague, la Technique Nadeau active l'énergie de la kundalini et la fait lentement monter le long de la colonne vertébrale. C'est la raison pour laquelle certaines personnes éprouvent une chaleur le long de l'épine dorsale, suivie d'une sorte d'euphorie inexplicable, d'ivresse au niveau du cerveau.

En faisant régulièrement les mouvements de la Technique Nadeau, on fait le plein de cette énergie, on lui ouvre pour ainsi dire le chemin du centre inférieur vers le cerveau. Et si l'on fait les exercices le matin, l'énergie circule plus librement toute la journée. Voilà l'explication de ce rajeunissement mystérieux qu'éprouvent, au bout de quelque temps, les fervents adeptes de la Technique Nadeau.

Examinons maintenant comment la Technique Nadeau peut intervenir dans différents troubles de la sexualité chez l'homme et chez la femme.

L'effet précis de la Technique Nadeau sur les différents troubles sexuels

Frigidité

La frigidité peut résulter de traumatismes psychologiques graves causés par un viol, une relation très perturbée avec le père, etc. Il est évident qu'ici un suivi psychologique s'impose de prime abord.

Dans ce cas, la Technique Nadeau servira de méthode d'appoint pour «ancrer» physiquement les transformations qui se feront sur le plan des sentiments ou de l'intellect. En effet, tandis qu'une libération s'opérera au niveau psychique, la Technique Nadeau favorisera la libération de l'énergie vitale et sexuelle sur le plan physique.

Lorsqu'il n'y a pas de traumatisme grave à l'origine de la frigidité, on considère qu'il y a plutôt un blocage musculaire et énergétique généralisé. Tout le corps finit par devenir une sorte de prison où les émotions et les sensations sont retenues prisonnières, voire enchaînées, affamées.

Comme vous l'avez vu plus haut, la Technique Nadeau permet d'«ouvrir le corps», tant au niveau des hanches que du reste.

L'effet de revitalisation généralisé, ou l'effet euphorisant que provoque la Technique Nadeau, contribuera aussi à améliorer l'état mental de la femme frigide.

À noter que cet effet de guérison sexuelle pourrait aussi entraîner une disparition de divers problèmes associés aux blocages sexuels: maux de tête, troubles gynécologiques, etc.

Orgasme faible ou trop localisé chez l'homme ou la femme

Chez l'homme ou chez la femme qui n'ont pas de problèmes sexuels majeurs, l'orgasme peut cependant être faible ou trop localisé. Il leur faut apprendre ou réapprendre à laisser l'énergie sexuelle se promener tout le long de la colonne vertébrale pour qu'elle puisse ensuite se diffuser dans le reste du corps. Le réflexe orgasmique peut alors se produire en toute liberté et provoquer un «raz-de-marée» de plaisir à travers tout le corps.

La Technique Nadeau est une excellente façon de ramener l'énergie sexuelle dans le «droit chemin» qu'est la colonne vertébrale.

Éjaculation précoce

Chez l'homme, l'éjaculation précoce est souvent le fait d'une nervosité générale, mais aussi d'une localisation excessive de l'énergie sexuelle au niveau du pénis.

La Technique Nadeau peut aider ici:

- en libérant l'excès de stress et en dénouant les tensions physiques (d'où une sexualité moins compulsive);
- en favorisant la diffusion de l'énergie sexuelle dans tout le corps.

Impuissance

L'impuissance peut être reliée à un problème général d'estime de soi et de vitalité.

La mise au chômage, une défaite en affaires, une promotion manquée, peuvent suffire à déclencher le cercle «vicieux» de l'impuissance. Un premier échec au lit déprime encore plus l'homme qui se met alors à douter de ses capacités sexuelles. Si la situation ne se corrige pas aussitôt, il y a de fortes chances que l'impuissance s'installe de manière chronique.

La chronicité du problème s'intensifiera d'autant plus que la dépression morale s'accompagne d'une forte baisse de la vitalité physique. Joueront également un rôle aggravant, l'usage d'anti-dépresseurs ou de calmants puissants bien connus pour leurs effets désastreux sur la libido.

En intervenant à temps, la Technique Nadeau peut aider l'homme impuissant à «remonter la pente». De par son action dynamisante et euphorisante, cette gymnastique très spéciale libèrera des réserves cachées de vitalité, puis, par ricochet, le potentiel de désir.

Généralement, on observe que «tout» se met à aller mieux en même temps: le travail, l'argent, les amours, la sexualité, les relations familiales, etc. «Toutte est dans toutte», comme disait Raoûl Duguay, notre philosophe national.

Manque de désir
chez l'homme ou la femme

La panne de désir ne doit pas être confondue avec la frigidité ou l'impuissance. Il peut arriver que les tracas quotidiens finissent par «tuer» le désir, ou du moins par entraîner un manque d'intérêt pour la sexualité. Cela vient de ce que vous n'éprouvez plus de plaisir en général. Vous ne prenez plus la peine de **goûter la vie**.

Que s'est-il donc passé? Vos soucis polarisent votre énergie au niveau de la tête et votre énergie ne circule plus vraiment. Votre cerveau devient comme une mare d'eau stagnante. Ainsi renfermée votre énergie se corrompt et se meurt.

Dès lors, il ne vous reste plus assez d'énergie pour les sentiments et les plaisirs de la chair. Même votre perception générale des choses manque de vie ou de relief.

La Technique Nadeau vous aidera à sortir de votre tête et rééquilibrera votre énergie vitale afin de la remettre au service de vos sentiments et de votre libido.

En ce sens, la pratique de la Technique Nadeau avant la relation sexuelle est en soi un excellent «préliminaire» érotique pour tout un chacun.

Chapitre 5

Réalisez vos désirs en combinant la Technique Nadeau et la visualisation

Comme l'a maintes fois répété M. Nadeau, la santé, c'est 80 % de bon moral et 20 % d'exercices. Après avoir vu en détail comment l'exercice, et plus particulièrement la Technique Nadeau, agit sur votre santé, nous nous occuperons donc de l'aspect moral.

Dans ce chapitre, vous découvrirez des techniques de travail mental qui vous permettront de jeter quelques lumières dans votre univers mental, de clarifier vos désirs et de les réaliser. Vous découvrirez que vos pensées, lorsqu'elles sont bien dirigées, deviennent de puissants moteurs de bien-être aussi bien physique que mental.

Dans la médecine orientale, ce lien entre le corps et l'esprit est fondamental. L'individu ne peut être en santé que s'il harmonise son esprit avec les forces terrestres et cosmiques.

Une technique qui mène au succès, à la santé et à la joie

«Ce qui se conçoit bien s'énonce clairement, et les mots pour le dire viennent aisément!», disait Boileau.

Nous pourrions pousser plus loin cette pensée et affirmer que «Ce qui se conçoit bien se visualise clairement et les éléments de sa réalisation viennent aisément!»

Ces quelques mots résument le grand principe de la visualisation. Mais voyons plus en détail en quoi consiste cette technique.

Déterminez votre but

La conception est la première étape de la visualisation. Il s'agit ici de cerner le but à atteindre. Cette étape peut s'avérer relativement facile, mais ce n'est pas toujours le cas. Elle implique parfois une démarche personnelle. Dans certaines circonstances de vie, il peut vous sembler difficile de faire la part des choses entre vos vrais besoins et des désirs compensatoires.

Prenons un exemple. Samedi matin 9h30, Claire se réveille après une mauvaise nuit de sommeil. Elle se sent déprimée, son miroir lui renvoie une figure moche, un corps fatigué.

Claire a deux possibilités. Elle peut réagir de façon négative ou positive.

Illustrons d'abord ce que pourrait être une réaction négative.

a) Claire peut céder à sa déprime, s'enfoncer un peu plus dans son insatisfaction et générer ainsi de nouvelles frustrations. «Quand la journée commence mal, on dirait que tout va mal!» Rien de plus vrai si on ne prend pas la ferme décision de retourner la situation.

Pour tenter d'échapper à son malaise intérieur, Claire peut se rabattre sur un comportement compensatoire et compulsif: manger avec excès, fumer comme une cheminée, faire du shopping, etc. Cette attitude, vous l'aurez deviné, ne constitue pas une solution. Elle ne fait que colmater le problème de façon bien temporaire. Le conflit latent que Claire cherche à se dissimuler ressurgira inévitablement. Lorsque nous entretenons un dialogue inadéquat avec nous-même, nous devenons incapables de prendre conscience de nos véritables besoins.

Envisageons maintenant une réaction positive.

b) Si Claire prenait quelques minutes pour cerner ce qui ne tourne pas rond dans sa vie. Si elle fermait les yeux, respirait en profondeur, entrait en elle-même pour sentir ce qui ne va pas. Sa dépression prendrait alors un autre visage, à mesure qu'elle parviendrait à visualiser une vieille peine enfouie au fond de son cœur sans avoir été soignée, ou un espoir déçu, une peur, etc.

Une telle constatation constituerait déjà une étape importante dans le dénouement du problème de Claire, car elle lui permettrait de **concevoir sa solution**.

Après avoir ressenti l'émotion sous-jacente à sa dépression, Claire serait maintenant en mesure de poser un geste approprié pour résoudre son problème.

Elle pourrait décider de faire la paix avec telle ou telle personne.

Elle pourrait tenter de dépasser une peur, etc.

À cette étape du processus, la visualisation devient un outil très intéressant. D'une part, elle mobilise les ressources positives de l'imagination qui permet de réaliser les désirs sous-jacents. D'autre part, elle aide à atteindre plus rapidement les objectifs que l'on se définit.

Mais voyons donc d'un peu plus près en quoi consiste la visualisation et comment vous pouvez en tirer profit.

La visualisation

«Immatérielles sont les paroles et invisibles, les pensées. Pourtant, elles nous pèsent. Tangibles et visibles, elles pourraient tuer.» Ces lignes de Febrero, auteure latino-américaine, rapportées par Francine Noël dans son roman, *Babel, prise deux ou Nous avons tous découvert l'Amérique*, expriment bien le pouvoir de la pensée et des mots.

J'ajouterais toutefois à cela que les paroles et les pensées peuvent aussi alléger et guérir. Tout dépend, bien sûr, de la qualité des pensées et des mots qui vous trottent dans la tête.

Il en va de même avec vos images mentales. Ces images ne sont en fait rien d'autre que des pensées et des mots que votre cerveau habille de formes et de couleurs.

Voulez-vous tenter l'expérience? Installez-vous confortablement et fermez les yeux. Imaginez maintenant que vous êtes assis(e) devant un petit ruisseau qui coule tout doucement au cœur de la forêt. Visualisez les couleurs du feuillage, du sol, la limpidité de l'eau. Laissez-vous imprégner par ces éléments durant quelques minutes.

Avant d'ouvrir les yeux, observez ce qui s'est produit en vous. Votre respiration est-elle plus profonde, plus calme? Vos muscles se sont-ils relâchés? Avez-vous puisé un peu de paix dans ces images de la nature? Votre réponse est sans doute positive. C'est inévitablement ce qui se passe lorsque vous entrez dans le jeu.

La visualisation dans le monde du sport

Les techniques de visualisation sont si efficaces qu'une grande majorité d'entraîneurs sportifs les utilisent pour mener leurs joueurs à la réussite.

Sylvie Bernier, médaillée d'or olympique en plongeon, faisait de la visualisation tous les jours pendant ses périodes d'entraînement. Même chose pour le Français Jean-Claude Killy, champion de ski alpin. Tandis qu'il était cloué au lit à cause d'un accident, il consacrait plusieurs minutes par jour à visualiser ses prochaines descentes de ski. Résultat? Peu de temps après sa sortie de l'hôpital, il réalisa une des meilleures performances de sa vie.

Le magazine *Psychology Today* rapporte une expérience faite par le docteur *Richard Swin* sur la visualisation. Celui-ci avait demandé à des skieurs de se visualiser en train de descendre la piste de ski prévue pour les Olympiques. Grâce à des électrodes appliqués sur l'organisme des skieurs, le docteur Swin a pu observer que le cerveau de ces derniers acheminait de faibles impulsions nerveuses vers les parties du corps sollicitées pour effectuer la descente.

Une autre étude fut menée avec trois équipes de basket-ball de calibre égal. Pendant toute la durée de l'expérience, les équipes furent soumises à des techniques d'entraînement différentes.

Une équipe s'entraînait sur le terrain. Une deuxième ne travaillait qu'avec une technique de visualisation tandis que la troisième équipe combinait la pratique sur le terrain avec des séances de visualisation.

L'équipe qui remporta les meilleurs résultats fut celle qui avait combiné l'entraînement sur le terrain et les séances de visualisation. Elle fut suivie de près par l'équipe qui n'avait utilisé que la visualisation et, finalement, l'équipe qui s'était entraînée uniquement sur le terrain obtint les résultats les moins spectaculaires.

La visualisation, une médecine de l'image

Mais la visualisation ne se prête pas qu'aux performances sportives. Elle peut être utilisée pour maintes situations de votre vie courante. Grâce à la visualisation, de nombreuses personnes réalisent enfin des rêves qu'elles caressaient depuis de nombreuses années. D'autres réussissent à se guérir de maladies parfois très graves, et pour lesquelles la médecine n'offre souvent que peu d'espoir.

Aux États-Unis, **Louise L. Hay**, qui s'est elle-même guérie d'un cancer de l'utérus, anime des séminaires de visualisation pour les personnes cancéreuses ou sidatiques. Nombreux sont les participants qui témoignent d'une guérison complète en appliquant ses techniques de visualisation.

Pourquoi la visualisation fonctionne-t-elle?

De tels résultats vous semblent peut-être invraisemblables. Pourtant ils ne sont que la manifestation incontournable d'un grand principe de vie: **Tout ce que l'esprit entretient tend à se réaliser**.

La visualisation n'a donc rien de mystérieux. En fait, c'est une gymnastique mentale à laquelle nous avons constamment recours, que nous soyons endormi ou éveillé. Pour la majorité des gens cette mécanique agit toutefois à leur insu et trop souvent, hélas, contre eux.

Revenons à l'exemple «a» de Claire (voir page 116). Celle-ci aperçoit son image dans le miroir et elle pense: «Comme je suis moche!», «Ce que j'ai l'air fatigué!»

Ce faisant, Claire se convainc un peu plus de son piètre état. Elle tape sur le clou plus en profondeur. Et elle y va d'un petit coup supplémentaire chaque fois que cette pensée lui traverse l'esprit. Jusqu'à ce qu'elle soit tout à fait persuadée qu'elle est parfaitement moche. Et plus elle est persuadée d'être moche, plus elle le devient.

Nous avons tous des comportements similaires par rapport à certains aspects de notre personne. Chacun de nous entretient plus ou moins consciemment quelques images négatives sur soi-même, son entourage ou sur la vie en général.

À notre insu, ces projections mentales font leur bout de chemin et finissent par se matérialiser. Tôt ou tard, elles se manifestent concrètement dans notre vie.

— «J'étais certaine qu'un jour, ça allait m'arriver!»

— «Il ne pouvait en être autrement!»

Nous rejettons alors la faute sur le destin, sur la fatalité sans réaliser que nous sommes le principal artisan de ce qui nous arrive.

Il est donc capital de prendre conscience du rôle déterminant de nos pensées et de nos images mentales. Ce sont là les outils de base dont nous disposons pour créer notre vie, que nous en soyons conscients ou non. Avec des pensées et des images positives, nous créons du positif et avec des pensées et des images négatives, nous créons du négatif. Vous avez donc la possibilité d'améliorer la qualité de votre vie en choisissant une «vidéo-cassette mentale» appropriée.

Plus les images de cette «vidéo-cassette» mentale sont précises, colorées et vivantes, plus elles évoquent clairement votre pensée, plus elles acquièrent du pouvoir et plus elles tendent à se matérialiser. En d'autres mots, le fait de bien visualiser une pensée en favorise la réalisation.

L'exemple «b» de Claire (voir page 117) nous présente une situation toute différente de la première. Dans ce deuxième exemple, Claire prend conscience de son mal-être et s'arrête le temps de voir ce qui ne va pas. Ensuite, elle cherche, et trouve une solution à son problème.

Elle met ainsi un frein à une mécanique mentale néfaste et prend les moyens de renverser la situation. En d'autres mots, elle troque sa triste cassette-vidéo pour une cassette qui reflète ses aspirations profondes. Plutôt que de céder à sa déprime, elle fait appel à son imagination et trouve les images qui l'aideront à concrétiser ce qui lui tient vraiment à cœur: la joie, l'amour et la paix.

De l'esprit à la matière, tout n'est que vibrations

Contrairement à ce que nous pourrions croire, le monde de la science constate aujourd'hui que rien n'est matière dans notre univers. En y regardant de plus près, on réalise que les masses solides, telles que les pierres, le bois, etc., ne sont constituées que d'énergie pure. L'univers entier est un champ d'énergie dont la vitesse de vibrations varie à l'infini. Ce sont ces variations qui confèrent à l'énergie des qualités et des formes différentes. Lorsque la vibration est rapide, l'énergie prend des formes légères et subtiles. On parle alors de l'esprit, de l'âme, de l'être, etc. Lorsque la vibration est lente, l'énergie s'alourdit et devient plus grossière, plus lourde. C'est le domaine du matériel, du physique, etc.

Dans cet éventail de possibilités que prend l'énergie, la forme-pensée est relativement légère. Elle vibre et se transforme rapidement.

Au contraire, les formes plus denses, comme la roche, le bois, etc., ont besoin de temps pour changer. Leur vibration est lente. Un arbre met des dizaines d'années pour devenir adulte. C'est son contact avec des formes d'énergies plus subtiles, telles la lumière, l'eau, etc., qui favorisent sa croissance.

Il en va de même avec vos corps physique, affectif et «environnemental» (celui-ci représentant votre entourage mais également les circonstances, les événements qui se produisent dans votre vie). Chacun de ces corps est soumis à l'effet de vos pensées. Tout comme la lumière et l'eau nourrissent l'arbre, vos pensées nourrissent vos différents corps. Plus vos pensées sont harmonieuses, plus vos corps en bénéficient, plus ils deviennent eux-mêmes harmonieux. Un esprit sain engendre un corps sain. Cela est vrai du corps physique mais également du corps environnemental. C'est une loi de causalité fondamentale.

À cet égard, l'univers des rêves est très éloquent. Il démontre clairement cette faculté que nous avons de créer notre vie. Parce qu'ils appartiennent à un monde plus léger que celui de la matière, les rêves se déroulent rapidement. De ce fait, il est plus facile de saisir cette loi de causalité. L'effet suit la cause de près.

En rêve, une pensée d'angoisse fait tout de suite surgir des personnages inquiétants, des décors bizarres qui vous effraient. Vous serez peut-être attaqué, emprisonné, etc. Votre angoisse provoque des manifestations bien spécifiques.

Même si cette loi de causalité est moins évidente dans notre vie diurne, elle n'en est pas moins présente. Les liens entre votre pensée et votre réalité physique restent exactement les mêmes que dans le monde des rêves. **Votre pensée crée**. Seule la vitesse de manifestation change.

Des mots et des images

Maintenant que vous avez bien compris le processus de la pensée créatrice, je vais aborder la différence entre la pensée qui s'exprime en mots et celle qui s'exprime sous forme d'images.

Vu de haut, votre cerveau ressemble à une noix de Grenoble dépourvue de sa coquille. Il se divise en deux parties, apparemment identiques, que l'on nomme hémisphères. Mais, malgré cette apparente similitude, les deux hémisphères du cerveau jouent des rôles différents. Ils perçoivent la réalité de façon différente et ils la traitent chacun à sa manière.

Le cerveau gauche, qui est associé au langage, maîtrise mieux les fonctions rationnelles comme l'analyse logique, le calcul, la verbalisation, la mise en ordre de l'information, etc.

Le cerveau droit, qui est plus global, plus visuel vous émettra ses pensées sous forme d'images tandis que le cerveau gauche, plus logique et rationnel, les émettra en mots. Les pensées selon le cerveau dont elles proviennent se manifestent donc sous deux formes principales différentes.

Le droit ou le gauche?

On a longtemps pensé que le cerveau gauche était plus important que le droit. Notre quotidien est rempli d'exemples qui en témoignent.

Le côté droit du corps, qui est relié au cerveau gauche (le côté gauche est relié au cerveau droit), bénéficie d'une plus grande considération. Les maîtres d'école ont long-temps interdit à leurs élèves d'utiliser leur main gauche pour écrire. Que d'écoliers gauchers se sont fait taper sur les doigts. Lorsqu'on rencontre quelqu'un, on lui tend la main droite. Le contraire est généralement mal venu.

On dira également d'une personne qu'elle est «mal-à-droite» ou qu'elle est «gauche» lorsqu'elle s'y prend mal pour effectuer une tâche.

D'une façon générale, notre éducation met beaucoup plus d'emphase sur le développement du cerveau gauche que sur celui du cerveau droit. Les mathématiques, qui sont purement logiques et abstraites, occupent une place impor-tante dans les programmes scolaires. L'étude de la langue qui relève également du cerveau gauche suit en seconde place.

D'autre part, les activités plus aptes à développer le cerveau droit, tels les arts en général, bénéficient de très peu de considération.

Mais il se pourrait bien que cette exploitation abusive de notre cerveau gauche au détriment du droit tende à dispa-raître. En effet, les recherches modernes démontrent de plus en plus clairement qu'en éduquant seulement la partie gauche de notre cerveau, on brime beaucoup notre poten-tiel. Un demi-cerveau, c'est déjà pas si mal, mais mieux vaut un cerveau entier. Une fois de plus, les scientifiques réalisent ce que les métaphysiciens et les sages savent depuis toujours.

Le cerveau qui a du «pif»

C'est au cerveau droit que nous devons nos éclairs de génie, «... ces instants privilégiés où chaque chose semble trouver sa place sans que nous ayons à les considérer dans leur ordre logique». Il est le cerveau de l'intuition. C'est lui qui, par exemple, vous fera dire: «Tout ce que dit cette personne semble d'une parfaite logique mais il y a pourtant quelque chose qui me dérange!»

Ce «quelque chose», ou cette impression, c'est votre cerveau droit celui qui a du «pif» qui le capte. C'est là une information supplémentaire à celles qui proviennent de la gauche. Quand vient le moment de prendre des décisions, votre cerveau droit est donc un guide précieux.

Le cerveau droit est également le centre des émotions. On dit souvent que «le cœur a ses raisons que la raison ignore», mais, en fait, il serait plus juste de dire que le cerveau droit a ses raisons que le cerveau gauche ignore. C'est d'ailleurs grâce à cette capacité de sentir que votre hémisphère droit est intuitif.

Une image vaut mille mots

De plus, votre cerveau droit est un grand spécialiste de l'image. C'est grâce à lui que vous pouvez vous représenter dans un espace X avec telle ou telle personne.

Cette faculté cérébrale du cerveau droit vous simplifie souvent les choses. Par exemple, pour décrire un escalier colimaçon il est beaucoup plus facile de faire un geste qui évoque la spirale que de se lancer dans une description verbale de l'escalier.

Un autre champ dans lequel l'hémisphère droit excelle est celui de la reprogrammation mentale. La capacité que possède le cerveau droit pour jouer avec les images représente de grands avantages. Grâce à une simple image, vous pouvez résumer des pages et des pages de textes. Comme le dit l'expression, une image vaut mille mots. Ce que votre cerveau rationnel ne pourrait décrire qu'avec une multitude de mots, votre cerveau droit peut le représenter avec une seule image.

Par exemple, il est relativement facile de visualiser ou de dessiner une maison, mais en faire une description verbale peut prendre beaucoup de temps.

La visualisation vous permet donc d'intégrer une multitude de détails à vos programmations mentales. Ces images, malgré tous les détails qu'elles renferment, constituent tout de même un langage beaucoup plus simple à décortiquer que ne le serait un texte. Or, la simplicité du message est un facteur-clé dans le processus de matérialisation d'une pensée.

Le monde fabuleux des symboles

Mais dans le travail de visualisation, il n'est pas toujours nécessaire de charger les images de mille et un détails. Vous simplifierez encore le travail en utilisant des images symboliques.

Selon le Petit Robert, un symbole est «ce qui représente autre chose en vertu d'une correspondance». Dans l'optique qui nous intéresse ici, j'ajouterais que ce symbole est une image — ou un objet — qui, pour vous, représente un objectif.

Que vous désiriez jouir d'une meilleure santé, acquérir un bien matériel, développer une qualité, ou quoi que ce soit d'autre, vous trouverez un symbole qui, pour vous, représentera cet objectif à réaliser.

À vous de jouer

Je vous invite donc à plonger dans ce monde coloré de la visualisation et à bénéficier du pouvoir merveilleux qu'il recèle. Vous pouvez utiliser la visualisation à elle seule, car c'est une technique de travail complète en soi, mais vous pouvez aussi la combiner avec la Technique Nadeau. Vous multiplierez ainsi les bienfaits de l'une et de l'autre approche.

Trouvez votre symbole

Dans un premier temps je vous propose une démarche toute simple qui vous amènera à découvrir en vous cette image-clé, ce symbole par excellence de votre objectif. Ce symbole intérieur vous permettra de travailler avec une grande efficacité et d'accélérer la réalisation de vos objectifs.

- La première étape consiste à découvrir ce symbole. Pour ce faire, l'idéal est d'entrer en état de relaxation. Vous devez donc vous retirer dans une pièce paisible et vous assurer que vous ne serez pas dérangé(e) pendant toute la durée de cet exercice, soit environ 45 minutes.

- Installez-vous confortablement. Vous pouvez vous allonger, mais si vous avez tendance à vous endormir rapidement, optez pour une position assise.

- Respirez profondément quelquefois. Chaque fois que vous expirez, prenez bien soin de vider complètement vos poumons afin de les débarrasser de l'air résiduel qu'ils contiennent.

- Relâchez les mâchoires et les épaules.

- En partant des pieds, passez systématiquement en revue chacune des parties de votre corps. Invitez chacune d'elles à se relâcher. Détendez chaque groupe de muscles, les articulations, les organes, etc.

Cette relaxation auto-guidée peut présenter quelques difficultés si vous n'en avez pas l'habitude. Si tel est le cas, je vous suggère d'utiliser une cassette de relaxation. J'ai conçu à cet effet deux cassettes, «La Technique de relaxation antistress» et «Le Sommeil éveillé», qui vous procureront un grand sentiment de bien-être. Pour vous procurer les cassettes, voyez l'adresse à la dernière page.

- Lorsque vous aurez atteint l'état de relaxation profonde recherché, formulez mentalement la phrase suivante:

«Je désire recevoir une image qui évoque ma force positive.»

Lorsque vous aurez clairement formulé le message, créez un espace de réceptivité et observez ce qui se produit.

Il est possible qu'une image claire émerge rapidement de votre subconscient. Il se peut également que vous ayez besoin de quelques séances supplémentaires avant d'obtenir votre réponse. Celle-ci peut vous venir au moment où vous vous y attendrez le moins. Dans les jours qui suivront votre demande, vous pourriez tomber «par hasard» sur une image qui vous frapperait particulièrement. Votre image symbolique peut également vous apparaître en rêve. Une chose est certaine, tôt ou tard, votre subconscient vous livrera le message que vous désirez ardemment.

- L'étape suivante consiste à matérialiser cette image. Vous pouvez la dessiner, trouver une illustration, une photo ou un objet représentatif. S'il s'agit d'un objet, il faut que celui-ci soit petit afin que vous puissiez le déplacer, ou s'il s'agit d'un élément de la nature, d'un arbre par exemple, il faudrait que vous puissiez le regarder lorsque vous effectuez votre pratique de la Technique Nadeau.

- Cette représentation fera désormais partie de votre séance de Technique Nadeau. S'il s'agit d'une illustration, d'une photo ou d'un petit objet, disposez votre symbole dans la pièce où vous effectuez vos exercices. S'il s'agit d'un objet difficile à déplacer, installez-vous devant celui-ci pour faire vos exercices.

- Le troisième mouvement, la natation, se prête particulièrement bien au travail de visualisation que je vous propose.

Vous êtes donc placé(e) face au symbole que vous avez choisi. Tout en exécutant vos mouvements de natation, regardez-le attentivement — évitez toutefois de créer de la tension dans vos yeux — et laissez-vous imprégner des qualités qu'il représente.

Tableau de symboles universels

Les objets qui nous entourent évoquent souvent des pensées, des émotions semblables chez différentes personnes.

On parle alors de «symboles universels». Je vous dresse ici un petit tableau des principaux symboles.

Arbre: Un grand arbre solidement enraciné symbolise souvent la force. S'il s'agit d'un vieil arbre, il peut évoquer la sagesse qui vient avec l'âge. Dans les livres d'enfants, on retrouve souvent un vieil arbre sur lequel se dessine les traits d'un bon vieillard à barbe blanche. C'est particulièrement le cas du chêne.

L'arbre peut aussi être nourricier, protecteur ou représenter votre croissance personnelle.

Cheval: Le cheval est un animal noble et racé qui évoque souvent la liberté, la force et la sexualité. Si le cheval est blanc, il peut aussi symboliser l'énergie au service d'aspirations élevées. C'est également le cas de la licorne.

Soleil: Le soleil est notre principale source d'énergie. Pas étonnant qu'il soit également le plus vieux symbole de l'humanité. Sans sa chaleur et sa lumière, la vie deviendrait impossible.

Sur le plan personnel, le soleil représente souvent la chaleur du cœur ainsi que le rayonnement intérieur. Vous pouvez également utiliser ce symbole pour entrer en contact avec votre énergie vitale. Contrairement à l'eau et à la terre qui sont réceptrices, le soleil émet. Il est donc un symbole masculin.

Eau: L'eau est omniprésente dans notre environnement extérieur mais aussi intérieur. Nous sommes constitués à 97 % d'eau. Fœtus, nous avons baigné pendant neuf mois dans le liquide amniotique. L'eau est donc un puissant symbole féminin.

L'eau évoque notre monde intérieur: nos émotions, nos intuitions ainsi que nos instincts les plus profonds. Une eau claire peut symboliser la transparence, la franchise, la réceptivité. Une eau qui coule librement évoque la créativité, la capacité de couler avec les événements, l'adaptabilité.

L'eau représente aussi la force. Une force paisible ou tumultueuse selon le cas.

Fleur: De façon générale, les fleurs sont associées à la beauté, à l'ouverture, à la spontanéité. On donne des fleurs pour signifier notre amour à un être cher, pour rendre hommage, pour remercier.

Mandalas: Les mandalas sont des diagrammes circulaires complexes et colorés représentant l'épanouissement, le déploiement de l'âme. On les retrouve abondamment dans les religions orientales.

Voir juste pour bien bouger

Cette technique de visualisation s'adresse aussi bien aux débutants qu'aux personnes plus avancées en Technique Nadeau. Elle a pour but de faciliter l'apprentissage de la Technique Nadeau et de raffiner l'exécution des mouvements.

Au début de votre pratique de la Technique Nadeau, prenez quelques minutes pour revoir mentalement chacun des mouvements de la Technique Nadeau. Pour ce faire, voici les étapes à suivre:

- Si vous possédez la cassette-vidéo de la Technique Nadeau, visionnez-la de temps à autre pour bien vous imprégner des mouvements. Si vous suivez un cours, observez attentivement votre professeur lorsqu'il fait la démonstration des mouvements de la Technique Nadeau.

- Avant de commencer votre séance, fermez les yeux quelques minutes et revoyez mentalement comment les mouvements doivent être exécutés. Dans un deuxième temps, visualisez-vous en train d'effectuer ces mouvements avec le plus de justesse possible. Insistez en particulier sur les mouvements qui vous donnent du fil à retordre. Soyez attentif aux sensations que vous éprouvez. Ressentez-vous des tensions qui vous empêchent de vous mouvoir avec grâce? Vous sentez-vous stable? Pouvez-vous accélérer votre cadence?

Si nécessaire, décomposez le mouvement pour entrer dans le moindre détail afin de vraiment bien l'intégrer.

- Après cette visualisation, commencez votre pratique. Tout comme pour l'équipe de basket-ball qui avait combiné la visualisation avec la pratique, vous constaterez rapidement une amélioration significative dans votre exécution.

Votre corps, un véhicule de lumière

Cette visualisation vous aidera à prendre conscience que votre corps est votre instrument le plus précieux pour véhiculer votre lumière intérieure et la faire rayonner. De plus, en activant et en distribuant l'énergie dans toutes les directions, elle vous aide à rester en santé ou, en cas de maladie, à la recouvrer.

- Avant d'aborder votre pratique de la Technique Nadeau, prenez quelques minutes pour vous intérioriser. Respirez profondément à quelques reprises. À l'expiration, relâchez les épaules et laissez vos mâchoires se détendre.

- Si vous en avez la possibilité, tournez-vous face au soleil et laissez-vous pénétrer par sa luminosité. S'il fait nuit, ou si vous êtes dans une pièce où les rayons solaires ne pénètrent pas, allumez une chandelle et travaillez avec la lumière de la flamme.

- Imaginez maintenant que cette lumière pénètre en vous avec chaque inspiration tandis qu'à l'expiration, elle se répand dans tout votre corps afin de le faire rayonner de milles feux.

- Lorsque cette séquence visuelle est bien intégrée, combinez-la avec vos exercices en imaginant que vos mouvements accroissent l'intensité du rayonnement à l'intérieur et autour de votre corps.

131

Visualisez-vous en bonne santé

Beaucoup de spécialistes en santé et en psychologie considèrent que la maladie est d'abord et avant tout psychosomatique, c'est-à-dire qu'elle est l'expression physique d'un conflit psychologique.

Autrement dit, la maladie résulterait d'une attitude mentale nocive, d'une difficulté à trouver un sens à sa vie. Louise L. Hay est une de ces spécialistes. Son travail, qui l'a amenée à côtoyer des milliers de malades, lui a donné l'occasion d'observer attentivement cette relation entre le mental et la maladie. À partir de ses nombreuses observations, elle a pu établir des correspondances entre les différentes maladies et les attitudes mentales qui les génèrent.

Alexander Lowen, psychiatre de renommée internationale, abonde dans le même sens. Pour lui, il est clair que la guérison de la maladie ne peut s'accomplir si la personne atteinte ne remédie pas aux «patterns» psychologiques qui l'ont engendrée. «... la santé mentale ne peut être séparée de la santé physique; la véritable santé inclut l'un et l'autre aspect.»

Pour la plupart des maladies, il existe une cause mentale que vous avez tout intérêt à identifier. À la lumière de ces observations, je vous propose donc un exercice de visualisation qui vous permettra de rompre avec les pensées négatives génératrices de maladies.

- Retirez-vous dans une pièce paisible où vous ne risquez pas d'être dérangé. Installez-vous confortablement. Vous pouvez vous allonger, mais si vous craignez de vous endormir, vous devrez plutôt vous asseoir dans un fauteuil.

- Prenez quelques respirations profondes en insistant sur l'expiration pour bien vider vos poumons. Puis laissez votre respiration revenir à la normale.

- En procédant de façon systématique, passez en revue chaque partie de votre corps afin de les détendre.

- Lorsque vous vous sentirez bien détendu, que votre mental sera apaisé, tentez de détecter quelles sont les habitudes mentales qui correspondent à votre malaise. Quelles sont les pensées qui sécrètent le venin qui vous empoisonne?

  Pour ce faire, vous pouvez imaginer une conversation avec la partie malade de votre corps. Par exemple, vous pourriez dire: J'aimerais savoir pourquoi tu souffres? Qu'est-ce qui te rend malade? Dis-moi ce que je peux faire pour t'aider à guérir?

- Lorsque vous avez découvert la cause psychologique de votre malaise ou de votre maladie, répétez mentalement ou à haute voix: «J'efface ces pensées de mon esprit.»

- Trouvez ensuite une pensée positive pour remplacer la pensée négative périmée. Répétez cette nouvelle formule à plusieurs reprises, en même temps que vous visualisez une lumière blanche qui part de votre cerveau et qui se dirige dans la partie de votre corps affectée afin d'en déloger le mal.

Les affirmations positives

Bien que le langage verbal ne possède pas toute la puissance du langage imagé, il ne faut pas croire pour autant qu'il faille le mettre de côté dans votre quête d'un mieux-être. Chaque mot réfère à un objet, un sentiment, un concept, etc. Tout comme les images, vous pouvez les utiliser comme support pour favoriser la concrétisation de vos désirs.

Voici quelques grandes règles à respecter:

1. Formulez votre affirmation au temps présent. Comme si votre objectif était déjà réalisé. Ex.: «Je rayonne de santé.» Si vous formulez votre affirmation au temps futur, «À l'avenir, je rayonnerai de santé», vous n'arriverez jamais à l'actualiser.

2. Choisissez des phrases courtes et simples. Votre cerveau les décortiquera beaucoup plus facilement. Ex.: «Je m'aime comme je suis.» «Je m'accepte comme je suis.»

3. Comme pour la visualisation, les affirmations positives opèrent mieux si vous les pratiquez en état de relaxation. Votre subconscient se fait alors plus réceptif.

4. Comme je l'ai mentionné précédemment, un demi-cerveau c'est bien, mais deux cerveaux c'est encore mieux. En combinant l'action de votre cerveau gauche, le rationnel, avec celle du cerveau droit, celui de l'image, vous donnerez plus de vigueur à vos programmations. Vous jouerez gagnant en trouvant une image qui illustre votre affirmation. Gardez cette image bien en tête tandis que vous répétez votre affirmation. Chanter son affirmation produit un effet similaire. La musique est aussi une fonction propre au cerveau droit.

Quelques affirmations clés

- «Tous les jours, à tous les points de vue, je vais de mieux en mieux!»

- «Je dis «OUI» à la vie et j'en suis rempli(e)!»

- «Je m'aime comme je suis!»

- «Je m'abandonne à la vie en toute confiance!»

- «Une grande paix m'habite à tout instant de ma vie!»

- «Je suis amour, calme et sérénité!»

Ainsi soit-il!

Comme nous l'avons vu en début de chapitre, ce n'est pas toujours facile de différencier nos désirs profonds de nos désirs compensatoires. Aussi, nous arrive-t-il d'utiliser la visualisation ou les affirmations positives pour satisfaire de faux-besoins. Ce faisant nous risquons d'aller à l'encontre de notre bien-être ou de notre réalisation.

Je me souviens d'un couple d'amis qui désirait ardemment acheter une maison sur la rive sud de Montréal. Lorsque ceux-ci effectuaient leur travail de visualisation créative, ils visualisaient la maison de leur rêve, en pierre, avec un grand jardin, sise sur la rive sud. Comme prévu, leur rêve s'est réalisé. Sauf qu'au bout de quelques mois, les amis en question ont constaté que l'endroit ne leur convenait pas du tout. Pour se rendre au travail, ils devaient faire au moins 45 minutes d'automobile à cause de la densité de la circulation. Ils ont finalement vendu la nouvelle maison pour en acheter une à proximité de leur travail.

Afin d'éviter ce genre de problème, il est toujours prudent de clore vos séances de travail mental par une phrase qui exprime votre volonté de ne rien créer qui pourrait vous nuire, ou éventuellement nuire à quelqu'un d'autre. Vous pouvez utiliser une affirmation telle que celles-ci: «Que la volonté divine soit faite», «Que la volonté de mon Être se manifeste», ou «Ainsi soit-il!»

C'est une bonne façon de se protéger contre des programmations inadéquates.

Technique d'harmonisation énergétique

Voici maintenant une technique de travail qui s'adresse aux personnes ayant déjà bien assimilé les mouvements de la Technique Nadeau (voir figure à la page suivante). Elle a pour but d'harmoniser les différents centres d'énergie situés tout au long de l'axe vertébral (voir figure p. 110). Ce travail spécifique sur les chakras vous aidera à vous libérer de vos limites et à grandir intérieurement.

Cette technique comporte trois étapes correspondant aux trois mouvements de la Technique Nadeau ainsi qu'à nos trois principaux «corps»:

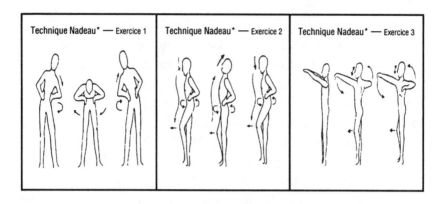

— Le corps physique qui inclut le chakra sexuel à la base de la colonne vertébrale, le chakra vital légèrement sous le nombril, et le plexus solaire à la base du sternum.

— Le corps affectif qui inclut le chakra du cœur au centre de la poitrine, et celui de la gorge à la rencontre des deux clavicules et du sternum.

— Le corps mental incluant le troisième œil entre les deux sourcils, et le «Lotus aux mille pétales», situé au sommet de la tête.

• ***Le courage d'être et d'agir:*** Comme vous le savez la rotation du bassin constitue le premier mouvement de la Technique Nadeau. Vous effectuez ces rotations tantôt vers la droite et tantôt vers la gauche.

Lorsque vous tournez vers la droite, imprégnez-vous de courage. Ressentez aussi intensément que vous le pouvez ce qu'est cette qualité. Pour vous y aider, laissez venir à votre esprit des souvenirs d'actes de courage.

Visualisez une scène dans laquelle vous avez trouvé la force de mener à bien ce qui vous tient à cœur. Félicitez-vous, soyez fier de ce que vous avez fait. Ou tout simplement, visualisez une sphère de lumière rouge qui baigne votre bassin. Le rouge correspond au plan physique. Il réveille la vitalité et ce faisant donne l'énergie pour aller de l'avant.

Lorsque vous tournez vers la gauche, laissez partir une à une toutes les petites ou grandes peurs qui vous habitent.

De même, si vous avez tendance à vous sentir victime des événements, débarassez-vous de cette habitude qui ne mène à rien.

Par cette pratique vous faites de la place pour les qualités de courage et de vaillance que vous désirez acquérir.

- **La compassion et le pardon:** Deuxième mouvement, la vague. Nous travaillons ici sur le plan affectif. Là où se jouent les qualités de cœur, la capacité d'aimer et d'être aimé, celle de se pardonner et de pardonner aux autres.

La vague comporte deux étapes: un premier mouvement ascendant durant lequel nous ouvrons la cage thoracique, et un deuxième mouvement descendant durant lequel nous refermons la cage thoracique.

Cette alternance d'ouverture et de fermeture physiologique qui caractérise la vague se prête parfaitement à un travail énergétique.

Ainsi, lorsque vous ouvrez la cage thoracique, ressentez également l'ouverture de votre cœur. Sentez l'énergie d'amour qui s'en dégage, cette douce chaleur bonne à donner et à recevoir.

Lors de la fermeture de la cage thoracique, revenez en vous, recueillez-vous pour mieux sentir la nécessité du pardon et de la compassion, celle d'un monde meilleur.

Si vous vous sentez plus à l'aise avec la visualisation, imaginez une belle et grande fleur qui s'épanouit lors de l'ouverture et qui replie ses pétales lors de la fermeture. Ou encore, visualisez une luminosité verte à l'intérieur de votre cage thoracique. Le vert est la couleur de l'amour universel et de la guérison.

- **Un esprit paisible et limpide:** Nous voici au troisième et dernier mouvement de la Technique Nadeau:

la natation, mouvement qui se prête bien au travail mental.

Imprégnez-vous maintenant de paix et de clarté mentale. Chaque fois que vous tendez un bras vers l'avant, imaginez que vous avancez dans un océan de calme et de sérénité. Laissez derrière vous vos soucis, vos préoccupations et toute forme de négativité et d'agitation mentale.

Le simple fait de vous centrer sur votre but éliminera d'emblée toutes vos idées noires. Notre mental ne peut jamais élaborer deux pensées simultanément. S'il est centré sur une pensée positive, il ne reste pas de place pour le négatif.

Encore ici, vous pouvez travailler avec la lumière. Visualisez alors une belle lumière blanche tout autour de votre tête.

Des mouvements à méditer

Pour terminer, je désire vous faire part de quelques commentaires de M. Philippe Malhebiau sur les mouvements de la Technique Nadeau. M. Malhebiau est un biologiste et scientifique français de renommée internationale qui, lors d'un passage à Québec, a bien voulu accorder une entrevue à Carlo Zanetti, professeur de Technique Nadeau.

Ses propos donnent une résonance spirituelle aux différents mouvements de la Technique Nadeau. Lors de vos pratiques, pourquoi ne pas rappeler à votre conscience cette dimension spirituelle et faire ainsi de la Technique Nadeau une véritable méditation?

La rotation du bassin

Pour M. Malhebiau, ce mouvement permet de saluer la nature, la vie et soi-même. Il crée une stabilisation qui est essentielle à la transformation et au changement.

La grande vague

La vague, affirme M. Malhebiau, développe non seulement la souplesse du corps, mais aussi celle du cœur et de l'esprit. Cette souplesse résulte de la chaleur produite par le mouvement et harmonise les muscles, les articulations et les différents organes qui entrent en action lors du travail. Cette harmonisation physique se répercute sur le plan du cœur et de l'esprit.

La natation

Pourquoi ne pas imaginer une nage dans l'océan de la lumière cosmique? Ici encore, le mouvement crée de la chaleur, laquelle, à son tour, crée de la lumière. Et la lumière augmente le niveau de conscience. Plus la conscience du corps s'affine, plus il devient facile de le transformer, de l'harmoniser.

Chapitre 6

Aimeriez-vous devenir professeur de la Technique Nadeau?

Les bienfaits que les adeptes retirent de la Technique Nadeau sont souvent si renversants que ceux-ci ne peuvent s'empêcher d'en vanter les mérites à qui veut bien les entendre.

Le premier pas serait d'abord de pratiquer la Technique Nadeau pour votre bien-être personnel, mais si vous avez envie d'aller plus loin et de partager avec d'autres les bienfaits que vous en ressentez, il sera toujours temps de recevoir à votre tour, une formation d'enseignant.

Voici les qualités requises pour devenir un bon professeur

Un bon professeur de la Technique Nadeau doit rechercher un juste équilibre entre l'«être» et le «savoir». Je m'explique.

L'être

L'être fait référence à qui vous êtes, à vos forces intérieures, à votre maturité et à votre équilibre. Autant de qualités indispensables pour bien saisir toute la dimension de la Technique Nadeau et pour en transmettre l'enseignement d'une façon qui ne soit pas réductrice.

C'est la personnalité, le charisme du professeur qui confèrent à son enseignement le dynamisme qui saura susciter chez les participants le désir de se prendre en main et de s'occuper de leur santé. C'est ce qui vous fait «vibrer» de conviction, ce qui vous donne ce petit côté «contagieux» qui ne laisse personne indifférent. Votre charisme témoigne aussi de votre bonne santé physique et psychique.

Cette force intérieure est bien différente de la connaissance intellectuelle. Elle résulte d'un long travail sur soi et ne s'acquiert qu'au fil des années.

Ce sont également ces qualités propres au professeur qui personnalisent son enseignement, qui lui donnent un je ne sais quoi de spécifique. La Technique Nadeau est merveilleuse en soi, mais sans le dynamisme et la chaleur que le professeur apporte à ses cours, elle ne peut obtenir autant de résultats. Le professeur est comme le souffle qui fait jaillir la musique d'une flûte. Sans lui, la flûte reste silencieuse et inutile.

Pour devenir professeur, vous devez donc développer les qualités suivantes:

• **Un désir sincère de voir se répandre le bien-être autour de soi**. L'intensité de ce désir, c'est le feu sacré que vous pourrez communiquer à vos élèves. L'âge ne constitue donc pas un critère de sélection. J'ai formé des personnes de 50 et de 60 ans qui sont ensuite devenues d'excellents professeurs.

• **Une aisance dans la communication**. Certaines personnes sont douées pour la communication. Elles sont douées de naturel. Chez d'autres, par contre, cette aisance ne se développe qu'au prix de multiples efforts, et il faut aussi y mettre le temps.

Si vous appartenez à cette deuxième catégorie, sachez que la difficulté à communiquer n'est jamais un obstacle insurmontable. Si vous n'êtes pas un communicateur-né, vous pouvez fort bien, avec un peu de persévérance, développer toutes les aptitudes nécessaires.

La difficulté à communiquer, pas plus que l'âge, ne représente donc guère un obstacle pour enseigner la Technique Nadeau. C'est un défi que vous avez tout avantage à relever.

- **La patience**. J'entendais cette semaine un annonceur de la radio dire que la patience est l'état intérieur de celui qui n'attend rien des autres. Je trouve cette réflexion très juste et très pertinente dans le contexte de l'enseignement.

  La patience, donc la non-attente d'un résultat donné, confère au professeur le détachement nécessaire pour laisser chaque élève progresser au rythme qui lui convient. Pour l'enseignement de la Technique Nadeau, cette notion est capitale, surtout si on tient compte que les élèves de la Technique Nadeau présentent parfois des problèmes de santé. L'impatience d'un professeur, même si elle est bien dissimulée, aurait pour effet de pousser l'élève au-delà de ses limites, ce qu'il faut éviter à tout prix.

- **Un bon sens de l'observation**. Cette qualité est importante afin d'être à même de détecter rapidement les erreurs d'exécution des mouvements. Sans l'aide d'un professeur, il est difficile aux élèves de donner aux différents mouvements toute l'ampleur qui les rend si bénéfiques. Par exemple, ils font bouger les extrémités mais le tronc ne participe que de façon restreinte. Les mouvements sont alors moins efficaces.

  L'exécution peut également être trop rapide, saccadée, les mouvements peuvent être plus amples d'un côté que de l'autre, etc. Certains élèves peuvent ainsi permettre à un malaise de s'exacerber.

  Vous devez être très attentif, et davantage encore si vous vous adressez à des personnes présentant des problèmes de santé. Prenez note mentalement de leurs difficultés et trouvez des solutions adéquates: rythme plus lent, repos de quelques minutes, visite chez le médecin, etc.

Le savoir

Le savoir se rapporte davantage aux connaissances intellectuelles. La formation offerte exclusivement par le Centre Colette Maher fournit à cet égard tout l'enseignement nécessaire pour devenir un professeur compétent, bien informé.

Ainsi, vous apprendrez:

- comment bien exécuter chacun des mouvements;

- quels en sont les bienfaits et leurs limites;

- quelles sont les difficultés que ces mouvements pourraient représenter pour les personnes en mauvaise santé;

- des notions de base sur le fonctionnement général du corps humain;

- la pédagogie et la méthodologie d'enseignement.

Néanmoins, ne négligez pas le perfectionnement en autodidacte. Il est évident qu'une culture générale diversifiée ajoutera à la qualité de votre enseignement. Des notions sur l'alimentation, sur l'importance de bien gérer son stress, etc. pourront certainement éclairer un certain nombre de vos élèves.

Outre les informations qui portent sur la Technique Nadeau en tant que telle, la formation vous fournit aussi des notions fort utiles sur l'organisation des cours, le marketing et l'aspect administratif.

Lorsque vous aurez terminé votre formation avec succès, vous recevrez un diplôme et une carte vous identifiant comme professeur autorisé à enseigner la Technique Nadeau.

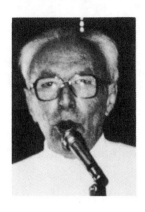

Chapitre 7

Les recettes-santé de M. Henri Nadeau

L'eau, c'est la vie! Oui mais...

Sans connaître précisément l'importance de la contamination de notre eau courante, nous savons toutefois que celle-ci n'est pas parfaitement propre à la consommation.

Dans les municipalités, l'eau est filtrée, traitée, mais est-elle saine pour autant? La population en doute de plus en plus. Preuve en est que le commerce de l'eau embouteillée est en pleine floraison depuis une dizaine d'années.

Mais l'eau en bouteille n'est pas toujours une solution adéquate. Tout dépend de la source dont elle provient. Plusieurs sources sont en effet plus ou moins affectées par la pollution de l'environnement. Les insecticides, les herbicides, les rejets des industries, les pluies acides, le «jus» des déchets domestiques qui s'entassent dans les dépotoirs, voilà autant d'éléments toxiques qui s'infiltrent dans les sols et qui finissent par affecter les sources souterraines. Il n'est donc pas garanti que l'eau provenant de ces sources «naturelles» soit toujours parfaitement propre à la consommation.

Ce sont ces considérations qui ont amené M. Nadeau à distiller son eau. Il recommande d'ailleurs à tout un chacun d'en faire autant. Il a bien raison d'ailleurs, car la distillation débarrasse l'eau d'un nombre important d'éléments nocifs.

Par ce procédé, l'eau est amenée à ébullition. La vapeur qui s'en dégage est canalisée dans des serpentins qui la refroidissent. La vapeur redevient ainsi de l'eau maintenant purifiée de tout élément nocif.

Bien que la distillation soit efficace pour purifier l'eau, il est faux de croire qu'elle lui confère des pouvoirs thérapeutiques particuliers. Contrairement à ce que l'on croit parfois, l'eau distillée ne guérit ni l'arthrite, ni les cataractes, ni le diabète, ni l'obésité, ni l'artériosclérose.

Comme la distillation est un procédé relativement coûteux, évitez de gaspiller l'eau ainsi traitée. Ne distillez qu'une petite quantité d'eau à la fois, car, même distillée, l'eau ne se conserve pas plus d'une semaine au réfrigérateur.

Comment peut-on utiliser l'eau distillée?

Par voie orale: Remplacez tout simplement l'eau du robinet ou votre eau embouteillée par de l'eau distillée.

Si vous trouvez sa saveur un peu fade, vous pouvez y ajouter un peu de jus de fruits ou de légumes.

M. Nadeau suggère également d'ajouter une cuillère à soupe de bicarbonate de soude par gallon d'eau distillée. Ce mélange donne un goût qui s'apparente à l'eau de Vichy et il facilite la digestion. C'est également un puissant diurétique. Les personnes souffrant de rétention d'eau pourraient en bénéficier, mais la prudence s'impose car un usage abusif affecte la composition du sang et pourrait entraîner un affaiblissement général.

Pour les soins de votre peau: Prenez l'habitude de nettoyer votre visage avec de l'eau distillée. Celle-ci aide à éliminer les boutons et les rougeurs de la peau. Elle rend votre teint clair et satiné.

Le jeûne,
une ressource simple et naturelle!

«Une des clés de la santé se trouve dans l'intestin.» Un intestin qui fonctionne bien assure une bonne santé. Le contraire est également vrai et malheureusement... plus courant. La pauvre qualité de notre nourriture, les mauvaises combinaisons alimentaires, notre mode de vie sédentaire sont autant de facteurs qui favorisent la fermentation putride de la nourriture dans l'intestin. Les toxines produites par cette fermentation ont vite fait de franchir la paroi du côlon et de se répandre dans le réseau sanguin, provoquant ainsi une intoxication du corps.

Ces intoxications, plus ou moins graves, jouent un rôle déterminant sur le vieillissement de l'organisme. C'est pourquoi, il importe de réduire leur importance. Pour ce faire, vous disposez de différents moyens.

Nourrissez-vous de façon saine. Une alimentation équilibrée doit comporter:

- des viandes ou des substituts (poissons, légumineuses, œufs, fromages, etc.),
- des céréales complètes (riz, millet, orge, avoine, etc.),
- des légumes crus et cuits ainsi que des fruits,
- et des huiles de première pression à froid.

Une telle alimentation, riche en fibres, prévient le plus souvent les problèmes de constipation. Mais si cela ne suffit pas, voici quelques conseils que vous pourriez mettre en pratique.

Au lever, buvez un demi-verre de jus de pomme de terre dilué avec un peu d'eau chaude. Si vous ne raffolez pas du jus de pomme de terre, prenez un verre d'eau chaude.

Pour déjeuner, mangez du seigle complet, que vous aurez laissé tremper deux ou trois jours dans de l'eau et auquel vous ajouterez une cuillère à thé de graines de lin fraîchement moulues.

Pratiquez la Technique Nadeau. Comme nous l'avons vu, les exercices Nadeau activent la fonction intestinale et, grâce à une respiration profonde, favorisent l'élimination des toxines. Référez-vous à l'entrée «Constipation» pour connaître l'effet de la Technique Nadeau sur le fonctionnement de l'intestin.

- **Prenez l'habitude de jeûner quelques jours de temps à autre**.

Monsieur Nadeau considère le jeûne comme un excellent moyen de purifier le corps. Il n'est d'ailleurs pas le seul à le croire. Plusieurs professionnels de la santé, dont le Dr Shelton, le père des bonnes combinaisons alimentaires, et le Dr Vogel, célèbre naturopathe français, recommandent chaudement le jeûne. Ils estiment que c'est là un moyen simple et naturel de se garder en bonne santé ou, le cas échéant, de se guérir.

Si vous observez le comportement d'un animal en proie à des problèmes de digestion, vous constaterez que ce dernier délaisse la nourriture qu'on lui présente et qu'il se repose. Les bébés en font autant. Dès qu'un malaise se manifeste, leur appétit diminue. L'un et l'autre savent que leur organisme a besoin de répit pour se décharger des éléments nocifs qui causent la maladie. Il n'est toutefois pas nécessaire d'attendre que la maladie se déclare pour entreprendre un jeûne. Plusieurs personnes avisées recommandent de jeûner deux ou trois jours à chaque changement de saison.

Avant d'entreprendre le jeûne comme tel, il faut d'abord vidanger l'intestin. Pour ce faire, ayez recours à une préparation à base de graines de lin. Vous laissez tremper des graines de lin toute la nuit dans de l'eau et, au matin, vous buvez l'eau mucilagineuse ainsi obtenue. Vous pouvez également utiliser un purgatif à base de plantes. Pour le reste de la journée, consommez des jus de fruits. Le lendemain, vous pouvez commencer votre jeûne.

Durant ce jeûne:

- buvez de la bonne eau (l'eau distillée convient parfaitement),

- marchez au grand air (à la campagne si possible),
- offrez-vous quelques séances de respirations profondes (souvenez-vous que la respiration permet d'éliminer un grand nombre de toxines organiques),
- évitez les situations stressantes et les grosses dépenses d'énergie.

Si la faim vous tenaille, vous pouvez manger quelques fruits secs que vous mastiquerez longuement avant d'avaler.

Les cures au jus de fruits et légumes désintoxiquent l'organisme

Le jeûne peut être accompagné d'une diète aux jus. Dans ce cas, on parlera plutôt d'une «cure». M. Nadeau est d'avis qu'une journée de cure — au jus de pommes, de carottes et de céleri biologique, si possible — donne de très bons résultats pour la santé générale. Au sujet des cures aux jus de fruits, (pamplemousse, orange, raisin), sachez qu'elles ne sont bénéfiques qu'aux sujets dont le foie est en bonne santé. Dans le cas contraire, optez plutôt pour une diète aux jus de légumes (carotte, céleri).

Attention! Bien que les jeûnes et les cures soient souvent bénéfiques, ils sont formellement contre-indiqués dans le cas de certaines maladies: la tuberculose, les troubles cardiaques et la maladie de Basedow (goitre).

Si votre santé est relativement bonne, rien ne vous empêche d'entreprendre seul un jeûne ou une cure de courte durée. Toutefois, plusieurs professionnels de la santé considèrent qu'un suivi médical — ou paramédical — reste souhaitable.

Vitamines et minéraux «nature» font toute la différence

Les progrès spectaculaires qui caractérisent la science moderne permettent maintenant de reproduire en laboratoire l'ensemble des vitamines et minéraux d'usage courant. Il devient ainsi très facile de se procurer, à des prix souvent avantageux, toute la panoplie des vitamines et minéraux. À certains égards, il s'agit là d'un avantage mais il y aussi un petit hic.

Comme le signale M. Nadeau, ces vitamines et ces minéraux synthétiques conviennent plus ou moins à notre corps.

D'une part, le vivant s'accommode mal du non-vivant. L'ingestion d'éléments synthétiques crée de la confusion dans l'organisme. Celui-ci éprouve de la difficulté à les intégrer. Les molécules étrangères sont donc stockées dans l'organisme et peuvent occasionner des réactions secondaires indésirables. Le fer synthétique, par exemple, provoque souvent de la constipation. D'autres troubles de la santé, dont l'arthrite, les rhumatismes, les bursites, etc., peuvent parfois résulter de la consommation de vitamines et de minéraux synthétiques.

Il est donc préférable d'utiliser des vitamines et des minéraux organiques, c'est-à-dire des extraits de plantes. Ceux-ci conviennent nettement mieux à notre corps. Mais vous ne devez toutefois pas en abuser. Car, contrairement à ce qui a déjà été véhiculé sur le sujet, lorsqu'ils sont consommés en trop grande quantité, le corps ne semble pas en mesure d'éliminer par les voies naturelles le surplus de certains éléments.

D'autre part, seuls les végétaux peuvent nous fournir des vitamines et des sels minéraux harmonieusement équilibrés.

Mais n'oublions jamais que notre corps est une fabuleuse machine, programmée pour parcourir une très longue route mais encore faudrait-il l'entretenir. D'où l'importance d'allier la Technique Nadeau à une alimentation saine. Comme le dirait son inventeur, si tout le monde pratiquait la Technique Nadeau, on viderait la moitié des hôpitaux.

Conclusion

Dans la nuit du 31 décembre au 1er janvier 1991, une grande vague a secoué l'ensemble du Québec. Cette vague, c'était celle de la Technique Nadeau. Sous le charme enthousiaste d'un Patrice L'Écuyer, professeur de Technique Nadeau pour l'occasion, l'assistance du traditionnel «Bye Bye» a exécuté les trois mouvements caractéristiques de la technique dans un fou rire collectif. Les organisateurs de la soirée avaient sans doute jugé que c'était là une bonne façon de casser la glace. Ce qui n'a pas manqué.

Mais la Technique Nadeau, c'est beaucoup plus qu'un bon moyen de terminer une année. C'est surtout un excellent moyen de commencer vos journées en beauté. Ou, comme ce fut le cas pour un grand nombre de personnes... de commencer une nouvelle vie.

Pour ceux qui désirent en savoir davantage sur la Technique Nadeau, vous pouvez vous procurer:

— Le livre *Rajeunir par la Technique Nadeau*, au éd. Quebecor;

— Le vidéo cassette «*Rajeunir par la Technique Nadeau*;

— Les audios cassettes initiation et aide cadence plus.

Renseignez-vous sur les cours offerts le plus près de chez vous.

Colette Maher
941, rue Massawippi, Lachenaie, (Québec) J6W 5H2
Tél. 514-964-6433 ou 514-387-7221

151

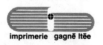

imprimerie gagné ltée

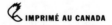

IMPRIMÉ AU CANADA